L'ÉTAT SORCIER

Fidèle à sa volonté de maintenir vivant l'ensemble du catalogue et de continuer à rendre accessible à tous la richesse de son contenu, Les marques du groupe L'Harmattan proposent les ouvrages, même s'ils sont épuisés dans leur premier tirage, et les impriment à la demande.
Au vu de l'ancienneté de ce titre, un exemplaire original a été numérisé pour être réimprimé, ce qui pourrait altérer légèrement la qualité de certains passages.

En couverture, peinture d'Alphadio

Bernard HOURS

L'ÉTAT SORCIER

Santé publique et Société au Cameroun

Avant-propos d'Alexandre MINKOWSKY
Postface de Marc AUGÉ

Ouvrage publié avec le concours de
l'Institut Français de Recherche Scientifique
pour le Développement en Coopération
(O.R.S.T.O.M.)

Editions L'Harmattan
5-7, rue de l'Ecole-Polytechnique
75005 Paris

ISBN : 2-85802-569-7

Aux infirmiers solitaires des postes de santé ruraux, au renouveau de la démocratie civile au Cameroun, à mon père.

« Toute persécution est aussi dépendance et demande de protection... L'interprétation persécutive – le mal est situé dans l'autre, mais lequel ? – est la condition de l'usage social ou plutôt socio-politique de la maladie. »

A. ZEMPLENII : De la persécution à la culpabilité, dans *Prophétisme et thérapeutique.* Albert Atcho et la communauté de Bregbo, sous la direction de C. Piault.
Paris, 1975, p. 212.

AVANT-PROPOS

L'ouvrage de Bernard Hours illustre l'importance d'une nouvelle discipline, l'anthropologie médicale qui s'intègre aujourd'hui à toute discussion sur les soins de santé primaires dans les pays en développement.

Après avoir décrit les manques dans un dispensaire public de Douala, puis les conditions parfois sordides dans lesquelles fonctionne un service hospitalier, B. Hours évoque une maternité rurale où les mêmes manques ne provoquent pas les mêmes effets. Ici, sans matériel ni médecins, les rapports avec les patients sont satisfaisants, en particulier grâce à l'accueil digne qui leur est réservé par les sages-femmes.

« Les cent médicaments de Dieu » montrent l'importance d'une pharmacie villageoise efficace et appréciée par la population, dans un dispensaire privé baptiste. La notion d'« État sorcier » permet enfin une analyse sociale des insuffisances relevées dans le secteur public.

Pour dispenser les soins primaires pronés par l'O.M.S., les para-médicaux s'avèrent finalement la pierre de touche des soins dans les pays du tiers monde. La démarche de B. Hours est originale et nouvelle. En outre, tout en soulignant les problèmes du secteur public urbain, et certains avantages du secteur privé rural, il se refuse à une vision simplificatrice et renvoie le débat à un choix de société qui passe par une « modernisation » politique de la santé.

Une phrase de conclusion me paraît importante : « L'État apparaît ici comme un multiplicateur de la sorcellerie latente dans la société et la méconnaissance qui entoure ce rôle amène les investissements à être peu productifs. »

Bernard Hours est anthropologue et il observe dans le cadre de sa discipline. Plus que jamais, cette approche se présente comme indispensable, tant pour les responsables médicaux des États que pour les organisations non gouvernementales afin que le développement sanitaire s'effectue en partenariat entre soignants et soignés.

A. MINKOWSKI

AVERTISSEMENT

Suivant l'usage, les noms des personnes et des lieux cités ont été modifiés afin de garantir l'anonymat et d'éviter tout risque de répression. Seul l'hôpital Laquintinie est mentionné dans la mesure où les services ne sont pas identifiables.

Le discours sur la santé publique est généralement biomédical, technique ou technocratique. Toutefois, la santé publique est aussi constituée de pratiques, de représentations et de rapports sociaux. Les sciences sociales prenant pour objet la maladie et la santé connaissent aujourd'hui un développement important. Celui-ci se traduit par un grand nombre de publications aussi bien que par un certain embarras épistémologique. Parmi ces champs en voie de formation, l'anthropologie de la maladie a constitué une problématique et une méthodologie très fécondes. De même, le caractère social de la maladie a été bien appréhendé par les sociologues.

Notre propos est ici d'envisager la maladie, non seulement comme sociale et socialement représentée, mais comme un rapport social suivi qui se déroule dans des institutions sanitaires, dotées d'une permanence, qui structurent ce rapport. Au-delà de l'événement que constitue l'occurence du malheur et l'irruption de la maladie, on s'interrogera donc sur les représentations dont la santé publique est l'objet de la part des personnels soignants comme de la part des patients avec qui ils sont en relation et qui fréquentent les institutions sanitaires.

Par représentations de la santé publique, nous entendrons toutes les conceptions gravitant autour du rapport social à des institutions sanitaires.

En observant au quotidien les rapports réels et en analysant les rapports imaginaires entre les différents acteurs présents dans les formations sanitaires se dégagent des figures thérapeutiques dans quatre conjonctures particulières dont on essayera d'exprimer la diversité apparente aussi bien que l'intégration à un champ social commun.

La recherche a débuté avec les personnels soignants car ils sont les moins étudiés. Elle s'est poursuivie, un an après, avec les malades des mêmes formations. Celles-ci ont été choisies en fonction de la méthodologie de l'enquête et de ses objectifs. C'est ainsi que nous avons choisi quatre services de taille équivalente (dix à douze infirmiers) : deux dans la ville de Douala et deux en milieu rural dans la province du Sud-Ouest.

A Douala, l'enquête a débuté dans un dispensaire urbain puis s'est poursuivie dans un service de l'hôpital Laquintinie.

Dans la province de Fako, nous avons travaillé dans un centre de santé public proche de Tiko et dans un centre de santé privé à proximité de Buéa. Ce choix permettait une approche comparative des problèmes.

La méthode employée a été celle de l'enquête ethnologique qui suppose une présence de longue durée dans un même lieu. Elle permet des observations peu accessibles lors d'une enquête par questionnaire. Il s'agit donc d'une investigation qualitative fondée sur des entretiens répétés entre l'anthropologue et les infirmiers et malades. Nous avons procédé en deux étapes, étudiant d'abord les personnels soignants durant un an, puis un an après, les patients des mêmes formations, le tout à raison de trois mois continus dans chacune des quatre formations. C'est dire que ce travail traite des rapports sociaux et qu'il met en rapport dans les mêmes lieux les soignants et les soignés, l'Etat, la santé publique, tels que se les représentent les interlocuteurs rencontrés, patients ruraux et urbains, infirmiers de toutes qualifications, médecins.

Pour chacune des formations étudiées, on appréhendera successivement la position des personnels soignants puis celle des patients, avant de présenter une synthèse visant à caractériser le type de rapport social observé, et les points forts autour desquels se construisent les représentations.

Parmi celles-ci, le nécessaire et difficile examen des itinéraires thérapeutiques a permis d'envisager les modalités concrètes du recours aux tradipraticiens et les perceptions liées. On a pu d'autre part recueillir de nombreux discours concernant l'Etat, gestionnaire de la santé publique, et les premières formes d'expression du droit social à la santé.

La diversité des formations étudiées apparaît à travers les

discours des acteurs et leurs portraits en situation. Au-delà de ces quatre chroniques se profilent les logiques sociales en jeu. Le témoignage des faits puisés dans les lieux où se côtoient la vie, la maladie, la mort, le discours institutionnel sur la santé et les inégalités sociales ne présenterait qu'un intérêt anecdotique, quoique probablement édifiant, s'il n'était suivi d'une réflexion générale sur le fonctionnement social de la santé publique telle qu'elle peut s'observer dans des terrains différents et multiples. La santé publique n'apparaît ici pas plus comme une affaire exclusive de choix technologiques que comme une idéologie humaniste sans ancrages. Malades et infirmiers parlent de leur société et dans leur société.

Dans ces discours, on analyse des représentations croisées et non des inter-relations à caractère psycho-social ou encore du « vécu » selon un vocable ambigu qui est fréquemment l'objet d'un usage abusif et galvaudé.

A une époque où la stratégie des soins de santé primaires se propose d'aller vers les utilisateurs des services, en mettant à leur disposition des soins financièrement accessibles et géographiquement proches de leur domicile, il paraît légitime de s'interroger sur le substrat social global de la santé publique. Celui-ci apparaît largement opaque si l'on en juge par les choix bureaucratiques opérés et les professions de foi proférées qui souvent se transforment en bonnes intentions dépourvues d'effets.

Pour « se rapprocher des malades » peut-on faire l'économie de connaître selon quelles logiques ils agissent, choisissent et subissent, face au malheur biologique et social qui les atteint ?

L'analyse anthropologique du rapport qu'entretient la santé publique avec la société civile s'articule autour de la figure de l'État. On rend ainsi manifeste l'une des plus vives contradictions autour de laquelle se construisent les représentations de la santé publique : contradiction entre un État omniprésent dans les consciences et un État absent sur le terrain, contradiction entre l'affirmation de l'État et la récrimination contre ses insuffisances, contradiction entre la revendication de plus d'État par la prise en charge collective des malades et aspiration à moins d'État ou rupture du lien social dans la maladie.

Formulée au dispensaire et à l'hôpital, progressivement s'exprime une pensée sur la société dont le rapport sanitaire est à la fois le prétexte, le détonateur et la métaphore.

Un parcours de brimades dans un dispensaire péri urbain

« Nous n'avons pas reçu les médicaments attendus. Impossible de vous admettre dans la salle de consultation. Comme hier en somme. Comme demain peut-être. Revenez quand même voir : nous ne pouvons rien promettre. Ne croyez surtout pas que c'est notre faute.
Il n'y eut pas un cri d'indignation, pas un mot d'étonnement. »

Mongo BETI : Perpétue et l'habitude du malheur, Paris, 1983, p. 162.

12 novembre 1981 : 8 heures 30.

Trente personnes, en grande majorité des femmes, sont réunies ce matin dans le couloir étroit et la salle d'attente du dispensaire public du quartier B. à Douala. Leur présence est moins en rapport avec l'exposé d'éducation sanitaire qui leur est dispensé par un aide soignant durant trente minutes, qu'à la consultation qu'elles attendent.

Dans ce quartier de Douala où résident de nombreux employés et fonctionnaires moyens disposant de logements sociaux en location ou en accession à la propriété, le marché sanitaire se caractérise par une offre importante et diversifiée. Celle-ci va du dispensaire public aux tradipraticiens, en passant par un dispensaire privé, plusieurs cliniques ou maternités privées, sans parler des consultations ouvertes dans des maisons du quartier et où exercent des « infirmiers » sans diplômes, qui formulent des diagnostics simples ou servent d'intermédiaires thérapeutiques avant des recours plus spécifiques.

Partagé entre l'habitat social et les zones industrielles voisines ce quartier est très symptomatique d'une société urbaine en mutation. Ce choix évite l'écueil des quartiers « symboles », typiquement pauvres et insalubres et passablement commentés à Douala, tout comme celui des quartiers du centre ville, très hétérogènes, ou des quartiers résidentiels où vivent les cadres camerounais du secteur public, d'une part, et les cadres européens du secteur privé dans un quartier voisin.

Les observations réalisées dans ce dispensaire présentent donc une situation moyenne qui n'est ni dramatique dans le paysage local, ni radieuse comme le discours optimiste des groupes les plus favorisés sous tous les climats. Nous avons passé deux fois trois mois d'enquête dans ce dispensaire où travaillent treize personnes et qui est fréquenté par 5 000 à

5 500 patients par an selon les années, à raison de trente patients quotidiens lorsqu'il n'y a pas de médicaments, et de quatre-vingt lorsqu'il y en a. La moyenne dans le dispensaire se situe à quarante-cinq patients par jour. Les malades proviennent du quartier pour deux tiers à trois quart de sa clientèle.

Le dispensaire se présente sous la forme d'un bâtiment public d'une apparence assez ingrate, avec ses fenêtres à barreaux et son long couloir dont les bancs tristes ne sont pas sans évoquer un commissariat de police. Il y a cinq chaises dans tout le dispensaire. Après avoir été visité à plusieurs reprises par des cambrioleurs en quête de médicaments, le mobilier est réduit au strict nécessaire ; les fils électriques pendent sans ampoules et la plupart des prises sont hors d'usage, à l'exception de celle qui alimente le réchaud électrique où sont stérilisées les seringues de la salle d'injections. La proximité immédiate du marché du quartier signale un emplacement privilégié en termes de rapports avec le public, ce qu'ont bien compris plusieurs vendeurs de drogues diverses (comprimés, gellules, etc.) qui ont planté leur éventaire au voisinage de la sortie du dispensaire.

Le long du couloir déjà évoqué se situent de part et d'autre de petites pièces de dix mètres carrés environ : les deux salles de consultation, une pièce vide, deux salles d'injections, une salle de pansements, la salle de distribution, le laboratoire et la salle d'attente, en partie désertée lorsqu'il n'y a pas foule, car elle ne permet pas d'être à proximité immédiate de l'entrée des consultations et la plupart des patients préfèrent les bancs du couloir.

La fréquentation du dispensaire est inégale dans l'année selon les affections saisonnières telles que les diarrhées en janvier, les accès palustres d'avril à juin, les rhumatismes plus fréquents en avril, de même que les maladies de peau. Ces indications sommaires relevées dans le registre du dispensaire ont valeur d'exemple et elles ne résultent ni d'un traitement exhaustif, ni d'une recherche systématique hors de notre propos.

Le lundi est le jour de l'affluence la plus importante pour les consultations et la fréquentation est très supérieure le matin. L'après-midi les patients sont peu nombreux et certains jours ils sont absents dès 15 heures.

*
* *

Le cadre du dispensaire étant brièvement situé, quel discours y tiennent les acteurs qui y travaillent quotidiennement ?

Des entretiens on été en partie enregistrés, en partie notés, durant les temps de loisir relativement importants dans ce dispensaire. A l'exception d'une ou deux personnes, les rapports ont toujours été très chaleureux entre l'anthropologue et les infirmiers. La position de chercheur étranger était interprétée positivement par tous les interlocuteurs, car elle neutralisait l'effet virtuellement répressif que peut exercer une couverture officielle auprès de personnels de rang moyen ou subalterne, employés par l'État. Disposant d'une autorisation de recherche du ministère camerounais de la recherche, ce document invitait les responsables à collaborer. Dès lors deux lectures étaient possibles : soit il s'agissait d'un ordre quasiment administratif de collaborer, soit d'un simple accord des autorités sur la nature de cette recherche et ses objectifs. Il est frappant de constater que ce document, quoiqu'il fut nécessaire, bloquait tout dialogue avec les responsables des services, au moins durant un premier temps, et qu'il était par contre largement indifférent aux infirmiers de statut subalterne qui souhaitaient parler à un étranger au service et à l'organigramme local. Seul l'infirmier chef responsable du dispensaire accordait une grande importance au caractère « officiel » de cette recherche et il apparaissait moins sensible à notre extériorité ou indépendance d'observateur étranger, de sorte que c'est avec lui que le dialogue fut le moins spontané, bien que plein d'enseignements.

Jean est donc responsable de cette formation et se plaint qu'il faut tout faire et qu'il tient ce service à bout de bras.

Portant toujours des blouses immaculées et un attaché-case, il est le seul membre du dispensaire à venir en voiture. C'est lui qui gère le petit stock de médicaments affectés au dispensiare. Son attitude avec les malades qu'il tutoie fréquemment est ferme et discrètement autoritaire lors de l'« interrogatoire » des patients, selon l'expression utilisée. Commentant le manque de moyens du service, Jean dénonce le secteur privé qui « nous prend pour des valets, nous les pauvres, nous le public », en nous adressant « les malades mineurs ou désargentés », selon ses propres termes. A raison de cinq à sept minutes par malade, plus de la moitié de la consultation est consacrée à remplir avec soin le registre qui servira à établir les statistiques épidémiologiques. Jean est particulièrement méticuleux dans cette enquête portant sur l'âge, le quartier, les antécédents du patient. L'entretien qui suit à propos des symptômes du malade est précis, bref et le diagnostic est prononcé de manière assez souveraine, au point qu'il semble englober le rapport inégal entre le médecin et le malade qui prend fin avec la rédaction d'une ordonnance. Elle renvoie le malade à la pharmacie, parfois après consultation du Vidal qui trône sur le bureau.

L'impression d'autorité et de responsabilité que dégage Jean trouve son sens dans son itinéraire professionnel. Il entre en 1957 à l'école d'infirmiers d'Ayos et obtient son brevet d'infirmier après deux ans de formation. « Les promotions étaient de trente ou quarante, sinon il fallait aller à Dakar », dit-il avec regret. Cette formation « créée par Jamot », était assurée par des médecins du service de santé des armées. Dans chaque province il y avait une école pour la formation des infirmiers brevetés et aides soignants. Les besoins sanitaires obligeaient à travailler tout de suite. Jean est ensuite chef de poste médical à Yaoundé, à Yokadouma, dans l'Est, Baffia, dans le Mbam. Selon lui, il y avait beaucoup de médicaments, un bon encadrement et « des médecins très dévoués qui acceptaient de faire deux cent kilomètres à pieds ». La morale professionnelle, thème cher sur lequel Jean revient fréquemment était bien supérieure à ce qu'elle est actuellement. « Voyez comment nous travaillons, l'absentéisme et tout. »

Vers 1960 il est infirmier de région, avec trente infirmiers sous ses ordres à Yokadouma, dans un hôpital de soixante-dix lits. Il passe ensuite par un concours interne le diplôme d'État qui est une formation « centralisée ». Le diplôme d'État suppose trois ans d'études au lieu des deux du brevet d'infirmier. « Sur le terrain c'est pareil » dit Jean. Il n'a pas fait d'études ultérieures mais connaît le CESSI qui forme les techniciens supérieurs de santé.

Depuis novembre 1979, il est dans le dispensaire de B., après avoir travaillé à l'hôpital Laquintinie. Il affirme que le travail est plus gratifiant à l'hôpital car l'infirmier du dispensaire fait tout. De même que l'infirmier est un intermédiaire entre le médecin et le malade, le dispensaire est un intermédiaire avec l'hôpital qui est plus stimulant, mais offre moins de responsabilités.

Jean se réfère fréquemment à des notions telles que la morale professionnelle, la déontologie, la compétence, qui feraient défaut à ses collègues. Isolé par ces « vertus », il se sent mal entouré par son personnel : « La population surveille. J'ai mis un peu d'ordre en arrivant... Ils ne sont pas ponctuels... Lorsqu'il n'y a plus d'alcool on peut en trouver, mais à quoi bon puisque plus il y en a, plus les infirmiers en emmènent chez eux », dit-il avec réprobation et pour marquer sa différence.

Auteur d'un discours appuyé sur des concepts de morale professionnelle et de compétence technique, Jean « souffrira » à chacun de nos entretiens du manque de moyens et des insuffisances de la formation dont il a la responsabilité, en situant les causes à un niveau supérieur (le ministère, la délégation) et à un niveau inférieur (les infirmiers placés sous ses ordres).

Paul, qui possède les mêmes diplômes que Jean, occupe le bureau de consultation voisin. L'examen de la salle d'attente, comme celle du registre des consultations, montre qu'il reçoit plus de patients que son collègue et supérieur. Deux raisons peuvent expliquer ce fait : son origine ethnique et sa langue le désignent comme un meilleur interlocuteur pour beaucoup d'habitants du quartier ; en outre il se présente sous des dehors plus débonnaires et moins austères que Jean et de manière plus paternaliste qu'autoritaire avec les patients. La tenue du registre est toujours une opération capitale, durant une consultation en général un peu plus longue que celle de son collègue. L'accueil du patient est plus personnel, avec des formules adaptées à la classe d'âge du malade (ma fille, madame ou maman, selon l'âge de la patiente). La discussion a parfois des allures coutumières et Paul prend son temps pour poser les questions, toucher, voir les blessures.

De même que dans la consultation voisine où les malades sont moins sollicités, le disours des patients est à la fois pudique et réservé, mais aussi précis lorsqu'il s'agit d'énoncer des symptômes. La plupart d'entre eux expliquent leurs symptômes de manière détaillée, sans commentaires superflus. Certains proposent le diagnostic, c'est-à-dire connaissent la nature de leur trouble pour avoir déjà été traités.

Paul déplore comme son collègue le manque de matériel et de médicaments. Selon lui,

> « Dans le Nord il y a relativement plus de médicaments, dans l'Ouest aussi c'est suréquipé parce qu'il y a des ministres du coin.
>
> Heureusement les malades collaborent un peu en achetant eux-mêmes le matériel. »

Il souligne l'importance de l'automédication qui court-circuite sa seule fonction réelle, celle de prescripteur. « Ils payent et rachètent la même chose ensuite, si ça marche », dit-il, ce que confirment de nombreux patients comme ce jeune tuberculeux qui affirme : « Je me suis injecté de la streptomycine. »

Le carnet que chaque malade est tenu de présenter permet de suivre son cas. Il s'agit d'un cahier scolaire ouvert à son nom. Ceux qui en sont dépourvus sont renvoyés et reviennent avec un carnet neuf ce qui rompt le suivi. Il semble que les malades changent fréquemment de carnet, car la plupart des carnets observés à la porte de la consultation remontaient à quelques mois, avec deux ou trois ordonnances et visites. Nombreux sont les malades qui considèrent qu'un carnet est attaché à un praticien, d'où l'impossibilité de reconstituer leur itinéraire thérapeutique à partir d'un seul carnet qui n'est qu'un segment de leur itinéraire.

De nombreuses personnes, souvent âgées viennent se faire expliquer l'usage des produits achetés. Cela a lieu en « langage » (bassa, duala, etc.) ou en pidjin. Les dialogues en français sont en général plus guindés, plus froids, et finalement moins efficaces avec les patients de plus de quarante ans. Supportant mieux que son collègue les contraintes locales, Paul entretient des rapports médiocres avec celui-ci dont l'autorité n'est justifiée en l'occurence par aucune formation supérieure. Il est accusé de monopoliser les échantillons médicaux selon une partie du personnel.

Formé à l'école d'Ayos de 1954 à 1956 Paul, originaire de Sanaga maritime, sort infirmier breveté, juste avant la création des infirmiers d'État. Comme tous ceux qui étaient bien classés, il a choisi l'hôpital Laquintinie pour sa première affectation. De 1956 à 1958, il assiste deux médecins en neuropsychiatrie puis se trouve de 1958 à 1959 anesthésiste en chirurgie dans le Nord, à Maroua, chef de poste dans le Centre Sud en 1959, à la tête d'un dispensaire d'arrondissement à Makak. Diabétique, il est enfin affecté à Douala à l'hôpital général où il considère qu'il y avait « de bonnes conditions de travail pour soigner les gens ». C'est plus des deux tiers de sa carrière qu'il a passés à Douala d'abord à la PMI, à Laquintinie chez les petits contagieux, à la polyclinique d'Akwa.

Nommé chef à Bonaberi, trop loin de son domicile, il se retrouve au dispensaire de B. en 1980. Il semble très attaché à Douala à cause de son terrain, de sa maison et des études de ses enfants. Depuis qu'il est passé infirmier assistant, à 49 ans, il souhaite y rester pour vivre avec ses seize enfants. Sa polygamie fait l'objet de nombreuses plaisanteries amicales des infirmières. Au terme de cette carrière, il affirme que le travail est pareil mais qu'on est plus utile en brousse avec la bonne formation qu'il a reçu.

La présence d'un délégué médical de passage dans le dispensaire conduit à évoquer la question des médicaments qui déclenche de vives réactions.
Il confie :

> « Les gens croient qu'on marche avec les pharmaciens... Les délégués médicaux donnent des échantillons, mais cela n'oblige pas à prescrire... Les médicaments, on nous envoie ce qu'on veut. On ne gère rien. Il y a les vols et on est obligé de ventiler. La nomenclature est forcée. On n'a pas le choix du montant du crédit, ni de la nature des produits disponibles...
>
> Que voulez-vous faire avec une boîte de 1 000 nivaquines par mois ? La propharmacie est liée aux laboratoires, c'est comme les livres de classe qui changent chaque année. Quand j'entre ici j'ai honte. Mes amis ou parents connus à Akwa qui croient qu'on s'en met plein les poches. Sur trente patients on peut donner quelque chose à cinq. »

Lorsque Paul quitta à sa demande le dispensaire en 1982, il fut affecté au poste qu'il avait refusé quelques années auparavant, préférant subir la distance entre sa maison et son travail que la présence d'un chef avec qui sa remplaçante fut immédiatement placée dans un rapport difficile. Il semble en effet que l'exercice de l'autorité serait plus facile à justifier si celle-ci était fondée sur une formation ou un diplôme supérieur, pour être mieux acceptée.

Quelques observations peuvent être dégagées de ces deux consultations de la même formation. Tout d'abord l'écrit est souverain. Le Vidal trône en bonne place sur les deux bureaux. Les consultations n'étant pas faites par des médecins, les infirmiers concernés semblent trouver dans le prestige de l'écrit une source de légitimité et d'autorité. Le carnet conditionne la consultation, et bien qu'il soit souvent neuf (perte ou nouveau patient), il atteste fictivement d'une permanence et d'un suivi auquel personne ne croit vraiment. Il rapproche la fréquentation du dispensaire de celle d'un commissariat ou d'un service d'état civil.

De même, la tenue du registre épidémiologique remplit une évidente fonction de légitimité puisqu'elle transforme l'infirmier en officier d'état civil, et en docteur. C'est la possession du registre (un par consultation, soit deux dans le dispensaire) qui est, avec la prescription, le signe de la hiérarchie interne dans la formation. L'ordonnance qui résulte de la prescription est le produit ou le résultat tangible d'une consultation. Ainsi ces trois « pièces », selon le terme en usage dans l'état civil (carnet, registre, ordonnance), structurent ici de manière essentielle la constitution de la chaîne thérapeutique et l'exercice d'une activité légitime pour les infirmiers qui posent les diagnostics et reçoivent les patients.

Si l'écrit est souverain parmi les soignants, il tend à escamoter l'importance de la parole lors de la consultation. Le discours du premier consultant se présente comme un discours issu du registre, abstrait, froid, officiel.

Son collègue parle fréquemment « en langage », il est globalement plus proche des malades dont le discours sur les symptômes se présente presque toujours avec clarté, précision et concision. La présentation de la maladie donne lieu à un discours très « plat » de la part des malades qui se résume à de brefs exposés cliniques, sans s'égarer dans des considérations annexes.

La rédaction d'une ordonnance où est mentionnée la prescription renvoie aux médicaments. Ceux-ci sont présents dans le bureau de consultation sous la forme du petit stock que contrôle l'infirmier chef et de divers échantillons médicaux exposés. Ils brillent enfin par leur absence dans la pharmacie sur laquelle nous reviendrons. Lorsqu'un malade reçoit des médicaments – toujours en très petite quantité – avant d'aller à la pharmacie du dispensaire, c'est qu'il bénéficie d'un traitement de faveur. C'est un parent, un ami, un voisin, ou un membre influent du quartier qui vient de consulter et reçoit en guise de gratification quelques doses de médicaments, souvent sans rapport avec celui qu'il faudra acheter et qui est noté sur l'ordonnance. Rapport social plus que rapport thérapeutique, ce don gratuit et à un certain point non finalisé, se présente comme une acquisition de prestige et comme un rapport thérapeutique imaginaire qui marque un pouvoir et une légitimité. A quoi bon remplir un registre si, à l'occasion, le don de médicaments est interdit à ceux qui reçoivent les malades, et à quoi bon rédiger des prescriptions si parfois le médicament requis n'est pas immédiatement disponible, donné, efficace.

Les deux infirmiers évoqués manifestent deux traits fondamentaux et complémentaires en terme de rapports sociaux lorsque l'un évoque la « population qui surveille » et l'autre « la honte » de n'avoir rien à distribuer.

Le malade qui quitte la consultation se rend au guichet de la pharmacie, dite « salle de distribution », où il présente son ordonnance. Il reçoit, si la chance est avec lui, quelques comprimés d'une des prescriptions de l'ordonnance et se voit invité à acheter le reste à la pharmacie en ville. S'il fait une remarque, l'infirmière de service lui répond vertement qu'elle « n'y est pour rien » et qu'il n'y a pas de médicaments depuis trois mois.

De la consultation, lieu noble du dispensaire, nous sommes passés à sa part maudite : la pharmacie. Dans cette salle nue, meublée d'un banc d'école, d'étagères vides et d'une petite armoire, la lumière entre par une lucarne grillagée. Par le guichet de la porte, la préposée à la distribution examine les ordonnances. La mauvaise humeur est chronique dans ce lieu où le public est mal reçu la plupart du temps. Les disputes sont fréquentes quoique brèves, lorsqu'un patient proteste devant l'absence de médicaments. Il se fait très rapidement « remettre à sa place » et envoyer à la pharmacie du quartier.

Les deux infirmières décisionnaires (recrutées sur décision administrative) qui se partagent en alternance la responsabilité de ce local vide ont une formation de « matrones » acquise sur le tas. La grande oisivité qu'elles connaissent dans cette pharmacie est limitée par des gardes de nuit, trois fois par mois, dans un hôpital public de la ville.

Christiane a travaillé dix-neuf ans à l'hôpital Laquintinie. Elle est ici depuis quatre ans. Sa collègue, Josette est depuis neuf ans dans ce dispensaire après avoir exercé dans l'Ouest, dans le Nord et à Mbanga. Ce 20 octobre 1981, il reste un fond d'alcool pour tout le mois. En attendant la prochaine livraison il y a environ 500 comprimés de nivaquine, de la quinine et de l'aspirine, deux boîtes d'antibiotiques injectables, Ganidan, Théralène, Pénicilline, le tout en petite quantités (10 à 40 doses). A la livraison de novembre, débarquée de la voiture du chef en grande pompe par deux agents d'entretien, il n'y avait pas de nivaquine, 300 comprimés de Ganidan, 480 de Pipérazine, 1 kg de coton hydrophile, 1 kg de coton cardé, 2 boîtes de quinoforme, 1 rouleau de sparadrap, 2 litres d'alcool, 1 kg d'aspirine, 1 litre de mercurochrome, 200 comprimés de vitamine C 500.

Cet inventaire correspond à un état moyen. Lors de certaines périodes, il ne reste que deux ou trois produits pendant plusieurs semaines. Ce poste est celui du plus grand absentéisme dans le dispensaire.

Christiane, fréquemment malade, exprime un discours sur la maladie proche de celui des patients :

> « Je crains les piqûres. J'ai pris du quinoforme. Ça tapait. J'ai dit j'arrête. »

Invitée à un commentaire sur les affiches de spécialités pharmaceutiques jaunies accrochées au mur, Christiane les lit au premier degré. Elle semble n'avoir aucune idée sur cette spécialité :

> « C'est pourquoi c'est écrit sur l'affiche. »

> « Ça me chauffe le cœur après huit heures d'accouchements. J'arrive fatiguée, mal à la tête. Certains jours après le travail ici, qui n'est pas fatiguant, il faut tenir jusqu'à huit heures du matin aux accouchements... Lorsqu'un accouchement se présente mal, on l'envoie à Laquintinie en taxi... Ici c'est tranquille, mais je n'aime pas l'ambiance. Parfois on est là deux avec Josette, et il n'y a rien à faire. »

Christiane baille fréquemment. Comme beaucoup d'infirmiers « décisionnaires », elle a été recrutée grâce à des relations, en l'occurence un ancien gestionnaire européen de l'hôpital Laquintinie dont elle a gardé les enfants. Elle est alors formée par la belle-sœur du précédent qui était sage-femme à l'hôpital.

Elle en garde un bon souvenir, celui de quelqu'un qui lui a « tout appris » et permis d'avoir un travail régulier, mal rémunéré certes, mais plus tranquille que dans le secteur privé.

La conversation de Christiane roule fréquemment sur sa migraine chronique et ses palpitations. Elle dit ne pas supporter l'aspirine du dispensaire et sort souvent pour se rendre au marché voisin afin d'acheter quelques comprimés d'Aspro. Condamnées à une oisiveté forcée, Josette et Christiane tricotent et cousent, ou se rendent au marché voisin qui est un prétexte d'évasion largement utilisé par tous les personnels féminins.

Josette travaille « dans la santé » depuis vingt ans, car elle débuta très jeune comme infirmière journalière à la mort de son père. Les vieilles mères étaient plus difficiles que les jeunes femmes d'aujourd'hui, dit-elle, et les sages-femmes étaient européennes à ses débuts. Elle exprime une amertume discrètement résignée lorsqu'elle évoque sa carrière et sa promotion bouchée en contemplant avec morosité le tableau des avancements pour 1981. La perspective d'une carrière de « décisionnaire » durant près de quarante ans semble peu exaltante car ils sont « bloqués » dans les catégories inférieures.

Josette manifeste un certain regret de n'avoir pas travaillé plus activement « en brousse » lorsqu'elle était plus jeune, mais elle admet qu'elle préférait rester à proximité de sa famille et qu'elle n'a pas suffisamment cherché à « apprendre plus ».

Elle puise aujourd'hui sa principale dignité dans sa responsabilité de déléguée du personnel qui lui permet de se rendre à la délégation régionale du Ministère de la Santé, d'échapper à l'oisiveté oppressante de la pharmacie et d'avoir une proximité imaginaire et réelle avec des acteurs responsables dotés d'un pouvoir de décision et virtuellement opérationnels. « Heureusement que je vais à la délégation sinon je crois qu'on est oubliés » dit-elle. Elle reprend à son compte les points de vue généralement exprimés, à propos des secteurs publics et privés. Promotion et argent s'acquièrent dans le secteur privé, et les mêmes exemples nombreux de médecins qui ont quitté le secteur public pour ouvrir une clinique sont toujours cités comme le symbole de la réussite sociale.

Sans dépit, mais avec une certaine résignation, Josette constate qu'elle passe surtout son temps à attendre. Phantasmes d'ascensions réservés aux autres, échappées d'ouverture à la délégation se partagent ses pensées de préposée à la pharmacie du dispensaire où « parfois on envoie des médicaments pour salles d'opération. Alors on les retourne et on attend... »

Après la consultation, 10 à 20 patients chaque jour sont adressés au laboratoire d'analyses pour des examens de sang et de selles. L'équipement du laboratoire se réduit à une paillasse avec évier et réchaud et à un microscope. A la porte on a affiché « Microbiologie ». Avec Serge nous rencontrons une autre catégorie de personnel : les aides-soignants. Le concours d'infirmier breveté leur est ouvert, mais Serge a subi deux échecs et se prépare à nouveau. Il proteste contre les dix places pour cent cinquante candidats, et s'indigne que, selon lui, tous les succès soient enregistrés à Yaoundé et aucun à Douala. Agé de vingt-neuf ans, il explique sa formation. Dans les écoles régionales on est d'abord affecté dans la province d'origine.

Projectionniste dans une salle de cinéma, Serge a quitté Yabassi car il était jalousé et exposé à être victime de sorcellerie. Après avoir été recruté comme aide-soignant, il suit une année de formation théorique avant un stage dans plusieurs dispensaires. Chargé de la séance hebdomadaire d'éducation sanitaire, Serge est très didactique et pédagogique avec les patients à qui il explique leurs parasitoses d'une manière très vivante, quoiqu'ils paraissent médiocrement intéressés.

> « Un vers c'est comme un serpent, ça suce le sang. Regarde dans le microscope, on les voit bien. La rivière du village est polluée. "Tu restes où ?" (Tu habites où ?) »

Les enkylostomes identifiés, le malade est renvoyé à la consultation, muni de sa fiche de demande d'examen remplie.

« Tu verras si on peut te traiter ici... »

conclut-il avant d'ajouter :

« Il faut dire en France les médicaments qu'il nous faut. Ici ils sont inutiles ou introuvables.

La médecine a perdu ses couleurs. Ce n'est plus comme avant. A l'école on nous apprend l'aseptie, l'antiseptie. On nous lâche pour travailler et il n'y a pas de compresses, aucun antiseptique. Les visiteurs du ministère ont tout noté, sans aucun résultat. Pour améliorer la médecine, il faudrait voir comment chaque dispensaire serait autonome, avec ses crédits à la préfecture. »

Une patiente vient pour une injection car elle connaît le laborantin. Serge en profite pour donner des conseils pratiques pour l'utilisation des médicaments achetés. Il poursuit :

« Je donne des cours du soir d'hygiène, anatomie et physiologie, dans une école privée. Quatre heures par semaine à 300 francs CFA l'heure. Ma fiancée est élève institutrice. Ça nous aide un peu mais surtout j'aime bien enseigner les microbes, la lutte, la défense. Les gens devraient savoir. »

Fondant ses explications sur des causalités simples, sur le modèle stimulus-réponse, Serge emploie en abondance des métaphores musculaires pour exprimer la force des agents pathogènes et la vigueur requise pour la défense. Prenant l'exemple d'un agent d'entretien employé depuis vingt ans par la santé publique qui gagne 24 000 francs CFA par mois, dont 2 400 francs CFA de prime d'ancienneté, le jeune Serge, parlant « des professions de la médecine », s'écrie :

« Faire pour l'humanité, c'est bien. Mais il faut nourrir sa famille. Nous n'avons aucune prime de risque alors qu'on travaille au milieu des maladies. A quoi bon être compétent si on n'est pas reconnu et respecté. Quand je pense à certains de mes camarades de classe, ils sont de grands messieurs dans l'administration, avec moins de diplômes. »

Il évoque ensuite le travail au noir qui permet à certains infirmiers d'éviter la misère et souhaiterait avoir deux salaires, dont l'un dans le privé par « détachement ».

« J'ai franchi des étapes, avec un soutien j'aurais quatre

licences aujourd'hui. Je suis allé jusqu'en seconde mais il y avait trop de frais. Je travaillais aux vacances... Maintenant la corruption envahit le monde. Si j'avais continué je serais trop grand là-bas (très grand, là-haut, dans les hautes sphères). Je suis rentré à la santé parce que mon père est mort... Il faut stopper. J'ai voulu bannir ça... Chez nous quand on vous fait quelque chose, on dit c'est lui qui l'a fait (allusion à la sorcellerie). Quand je lis ces prospectus médicaux, je pense à tout ça. Il faut une perspective... »

Le tampon de caoutchouc qu'il a fait faire à son nom et à celui du dispensaire souligne un besoin de dignité et de reconnaissance et il permet d'établir des ordonnances. Serge teste des échantillons médicaux sur des amis et note la qualité des produits.

Malgré plusieurs réponses à ses multiples questions sur la France, réponses susceptibles de montrer qu'aucune situation n'est idyllique, Serge affirme : « Là-bas y faut être un bon technicien », soulignant par là l'importance qu'il accorde à la compétence technique et à la reconnaissance qui doit normalement en découler. Cet aide-soignant ambitieux et pédagogue quitta le dispensaire en 1983 et il aurait passé avec succès le concours d'infirmier diplômé selon ses collègues.

De nombreux malades fréquentent le dispensaire pour se faire injecter des produits prescrits ici ou ailleurs, provoquant la protestation d'infirmiers comme Annette qui s'écrie :

> « Beaucoup de malades viennent des cliniques privées se faire injecter ici parce que c'est gratuit. Et nous on a quoi dans tout ça. »

Deux salles sont réservées à cet effet, l'une pour les hommes, l'autre pour les femmes. En fait, une seule est utilisée et à l'exception d'une affluence tous les matins de 9 heures à 11 heures, les quatre femmes employées dans ce secteur sont fréquemment oisives.

Le dénuement est égal à celui des autres pièces et les malades sont reçus à deux ou trois afin d'aller plus rapidement. Lors de certaines périodes où l'alcool manque, un seul coton imbibé est utilisé pour toute la matinée avant les injections. Les seringues et aiguilles utilisées et réutilisées sont stérilisées sur un réchaud électrique en fin de journée. L'opération d'injection est très brève, sauf pour des connaissances du quartier avec qui s'entament des discussions lorsqu'il n'y a pas trop de patients en attente.

Odile est aide-puéricultrice. Elle a obtenu son diplôme en France après avoir eu des triplés. Elle a le statut d'aide-soignante. Veuve d'un administrateur qui lui a laissé huit enfants, elle occupe un logement social dans le quartier. Elle est la seule à manifester une curiosité professionnelle visible dans ses lectures d'ouvrages spécialisés ou de vulgarisation. (*L'accouchement sans douleur, Guide de la Santé, Famille et Développement...*) Sans la présence de ses enfants, elle passerait des concours internes dit-elle, car son salaire de 45 000 francs CFA auquel s'ajoutent 11 000 francs d'allocations familiales est insuffisant. Odile se plaint que son diplôme étranger ne soit pas accepté comme équivalent au diplôme national. Bien qu'elle ait voyagé et vécu dans un autre milieu que ses collègues, elle accepte la situation avec philosophie tout en se plaignant du nombre d'injections intraveineuses prescrites et à faire avec des aiguilles de plus en plus usées. Agée de quarante ans elle est ici depuis 1976, après avoir travaillé à Bangangté et Yabassi.

La proximité de son domicile est le principal intérêt de l'affectation d'Odile au dispensaire. Son travail qu'elle juge « pas intéressant » fait partie d'une conception globale des difficultés de la vie qu'elle doit affronter comme une sorte de purgatoire nécessaire.

Mieux informée que la plupart de ses collègues, Odile exprime comme eux une plainte plutôt qu'une revendication lorsqu'elle affirme :

> « Les malades ne sont pas bien reçus, mais beaucoup ne comprennent rien à ce qu'on leur dit. Même nous on n'est pas gâtés. Dans les hôpitaux parfois, s'il y a peu de médicaments, il y a une petite réserve pour le personnel. Ici c'est rare. On souffre trop »... (la vie est difficile).

Annette, aide-soignante, est au seuil de la retraite. Elle aussi habite une maison du quartier. Elle souhaite retourner dans la région du Centre Sud dont elle est originaire, mais pas trop près de sa famille dont elle craint qu'elle ne lui réclame plus de prestations qu'elle ne peut en donner. Après avoir été matrone à l'hôpital Laquintinie depuis 1950, elle passe le concours interne d'aide-soignante en 1967. Elle occupe ce poste depuis 1976. Les quatre enfants de sa sœur décédée sont à sa charge et de ce fait elle est dispensée de garde en maternité comme sa collègue Odile. Elle résume ainsi sa carrière :

> « Ce n'est pas le travail qui me gêne. Je me sens capable. Je peux tout faire. »

Travaillant comme couturière chez une sage-femme européenne, celle-ci lui conseilla de préparer le concours et l'y aida. Elle en garde le souvenir très chaleureux d'une initiatrice ou formatrice qui lui a permis d'accéder à cet emploi en l'inscrivant au concours sans la consulter. Cette époque est présentée comme une période heureuse : « On était riche à l'hôpital. Un tampon imbibé d'alcool servait pour quelques personnes seulement. » Annette déplore les difficultés de la vie actuelle. « Ce qui est dur, c'est la vie. Notre époque est trop dure... » :

> « Je retourne chez moi aux vacances. Mais il faut voyager deux ou trois jours. Et puis le déraillement c'est ça qui nous gêne. J'aime pas recevoir la famille ici car ils me disent : "Pourquoi l'ordonnance si toi tu es là ? Fais nous passer devant." Et après : "Tu nous as déçus", voilà ce qu'on dit. »

Dans la salle d'injection, Annette est la spécialiste des intraveineuses délicates. C'est elle qui trouve la veine et la montre à ses jeunes collègues. Elle lit fréquemment des récits amoureux en romans photos ou des livres de la bibliothèque verte, comme *Les jeunes filles en blanc*, qu'elle qualifie de très beau. C'est, dit-elle, plus vrai et plus beau que la réalité.

Comme Odile, Annette emploie un ton modéré, discrètement éducatif avec les malades. Les après-midi oisives sont ponctuées de plaisanteries et d'éclats de rire dont parfois les malades font les frais.

La figure des médecins est située à distance et après avoir

consulté le Dr M. à Laquintinie Annette produit le même commentaire qu'un malade qui ne serait pas infirmier.

> « Il m'a donné une ordonnance à 9 000 francs mais je n'ai pas la monnaie. Je n'ai pas acheté. J'ai cherché auprès des amis dans les hôpitaux des échantillons mais il n'y avait rien. Les échantillons vont tous aux chefs. »

Annette, maintenant au seuil de la retraite, évoque le passé avec nostalgie. Elle ressort un jour un cahier de formation d'aide-soignante et commente en particulier le cours de morale professionnelle qui l'a marquée. Du cours de puériculture elle extrait ce passage avec émotion :

> « Que Dieu te bénisse
> Toi qui vient de naître
> Et qui souris à la vie
> Que Dieu te bénisse
> Et que la vie te sourie. »

Solange, infirmière « décisionnaire » a environ quarante ans ; elle a travaillé trois ans bénévolement avant d'être recrutée en 1956. Après huit ans à New Bell, elle est fréquemment malade et absente sans qu'un diagnostic soit clairement établi, si l'on en juge par les injections de vitamine C qu'elle se fait faire au dispensaire. Elle est souvent oisive dans la mesure où les injections sont souvent faites par les aides-soignantes, les deux « décisionnaires » du service restant inoccupées. Il en est de même de Claire qui est la quatrième personne affectée aux injections. Réduites à travailler à deux par manque de place et de matériel, ou à deviser à quatre par manque de « clients », elles paraissent moins investies dans la vie du dispensaire que leurs collègues plus qualifiées. Les gardes qu'elles effectuent dans une autre formation et en complément de leur service, constituent le thème favori de leur conversation.

La salle de pansement constitue la retraite des agents les moins qualifiés du dispensaire. Il y a peu de pansements à faire et c'est un lieu de repos.

Jeanne, vingt-six ans, infirmière « décisionnaire » depuis

1972, a exercé à Kribi dans la province de l'Océan et fait aussi des gardes trois fois par mois. Son itinéraire professionnel semble plus lié aux affectations de son mari qu'à un choix de sa part. Dernière arrivée dans le dispensaire, enceinte durant l'enquête, elle est apparue peu concernée par cette formation et peu prolixe pour y situer sa place et exprimer son point de vue.

Germaine, cinquante ans, est infirmière décisionnaire depuis seize ans et a passé huit ans ici. Sa présence est digne et silencieuse sur les bancs de la salle de pansement où elle poursuit des travaux de broderie. Elle enfile sa blouse blanche une fois par jour pour un pansement et elle la quitte aussitôt. Obligée de travailler après la mort de son mari, elle a d'abord exercé à New Bell, un quartier de Douala, où elle affirme avoir été plus active, en particulier à la pharmacie. Cette digne « matrone », d'apparence rude mais amicale, manifeste un manque d'intérêt égal concernant le travail et le dispensaire, aussi bien que l'enquête. Elle semble la seule personne de cette formation à n'avoir pas construit la moindre représentation susceptible d'être verbalisée sur sa pratique d'infirmière, et accessoirement la présence d'un étranger enquêteur. Après avoir manifesté que les questions posées lui paraissaient dépourvues de sens et d'objet elle conclut :

> « Ici, en pansements, il n'y a rien à faire. »

Nos échanges se borneront à quelques banalités. Après avoir demandé des médicaments à l'anthropologue européen, elle montre le peu de valeur qu'elle accorde à ce dispensaire dénué de médicaments et se refuse à aller en demander au chef. Elle affirme ne pas consulter de tradipraticiens et ne parvient pas à concevoir qu'il puisse en exister en France. Cas limite d'une appartenance à la santé publique qui prend ici la forme d'un « bureau de tabac » ou don de l'État, la broderie de Germaine rappelle irrésistiblement la présence digne et passive de la préposée aux toilettes dans les sous-sols des grands cafés.

Ces commentaires ne préjugent nullement d'une incapacité globale (elle passe pour une « bonne matrone »), mais posent plutôt le problème de l'adéquation entre un poste et celui qui l'occupe. Cette distance maximale, et probablement exceptionnelle, fait de Germaine un cas particulier, jusques et y compris par sa totale absence de rancœur et d'agressivité vis-à-vis de l'institution comme des malades qui la fréquentent.

Deux agents d'entretien, Jacques et Maurice, constituent les personnels les moins qualifiés du dispensaire.

Jacques, trente-neuf ans, vient d'être affecté ici après avoir travaillé à New Bell pendant quatorze ans. Originaire du Mungo, une province voisine, il a été recruté à Douala vers vingt-quatre ans. Il souhaitait apprendre la mécanique mais n'avait pas d'argent pour payer sa formation. Après quelques passages au village, il travailla un temps à réparer des bicyclettes à Douala. Recruté comme agent temporaire à l'hôpital de New Bell, grâce à sa sœur infirmière, il est intégré après deux ans sans salaire, car il était l'un des rares à supporter la dureté du travail (« jeter les placenta, nettoyer la merde, les chiures des gosses »). Il a demandé à être affecté ici « pour voir un peu » et car il habite à proximité.

Maurice a quarante-quatre ans. Il est originaire du pays bamiléké, comme le laborantin avec qui il échange de longues conversations et à qui il fait rédiger ses documents administratifs. Agent d'entretien depuis dix ans dans ce dispensaire, c'est lui qui est chargé d'ouvrir et de fermer le dispensaire, ainsi que du nettoyage où il est aidé par Jacques. Après avoir fait des pansements à Bonaberi et New Bell, deux quartiers de la ville, il n'exprime aucune préférence entre cette activité et le nettoyage qu'il fait fort bien. Ce qui compte pour lui et structure sa carrière c'est la date d'entrée dans la santé publique.

Maurice est peu apprécié de ses collègues, semble-t-il pour deux raisons. Entré très tôt dans la santé publique, malgré son absence de qualification il se trouve dans l'échelle des « décisionnaires » au même grade que deux femmes du service qui jugent cette proximité infamante, car il passe pour légèrement demeuré dans la mesure où il s'exprime avec des difficultés de diction. Il gagne 24 000 francs par mois après vint ans de services. Quoique très discret il est connu de ses collègues comme « témoin de Jéhovah », ce qui lui vaut un mépris accentué car cette secte (1) est vivement décriée. Rarement malade, il parle comme les patients. Il ne se fait jamais soigner dans ce dispensaire et précise : « Quand j'ai eu mal aux yeux, j'ai dû aller chez la sœur qui m'a donné des gouttes. » Premier arrivé et dernier parti depuis dix ans qu'il est au dispensaire, Maurice occupe une position marginale que sa ponctualité rend déviante face aux horaires de la plupart de ses collègues ou à leurs « fuites » diverses (au marché, à la délégation, à la maison, à l'hôpital).

Porteur d'une morale professionnelle exigeante appliquée à des tâches élémentaires, l'agent le plus subalterne du dispensaire est celui qui manifeste la plus grande rigueur. Quant à sa marginalité, elle est confirmée par le fait qu'il a été enregistré et rémunéré par l'administration sous un nom inexact pendant plusieurs mois à la suite d'une erreur, avant d'être réintroduit dans sa vraie identité.

Un certain nombre de remarques peuvent être formulées à la suite de cette présentation des personnels.

On observe trois catégories générales. Les infirmiers diplômés ou brevetés expriment un discours sur la santé publique et la médecine qui reprend largement des thèmes ministériels : la déontologie, la ponctualité, l'importance des statistiques épidémiologiques, la qualité de la formation, la conscience professionnelle, enfin la référence médicale que constitue le diagnostic et la référence pharmaceutique inscrite dans l'ordonnance.

Au-delà de ce discours « scientifique », professionnel, médical, sanitaire, moral, et parfois moralisateur, les mêmes agents sont en contact trop étroit avec la pénurie, le manque de moyens et de matériel pour ne pas relativiser la portée de leurs premières affirmations. Ainsi ces médecins infirmiers se

(1) Le terme de « témoin de Jéhovah » signifie une certaine marginalité subversive. Cet usage remonterait aux luttes internes de la période de l'indépendance (Communication de Michel Agier).

projettent-ils comme médecins mais ils se vivent comme infirmiers, contraints d'observer les signes extérieurs de reconnaissance et de discipline, comme pour Jean, ou d'exhiber la bonhomie d'un médecin de campagne polyvalent mais brimé, comme Paul. Solidarité imaginaire avec un corps de médecins fictif avec lequel ils n'entretiennent aucun rapport, solidarité objective avec les aides-soignants dont la formation est proche et avec les infirmiers dont ils partagent la grille indiciaire en forme de barreaux et de promotion bouchée, les infirmiers chefs ou assistants sont dans le dispensaire au cœur d'un statut ambigu où se conjuguent, dans la frustration, la pauvreté économique et technique, et une connaissance médicale à la fois pratique et objet de sublimation ascentionnelle et compensatoire.

Parmi les personnels de qualification intermédiaire (aides-soignants), on note l'accent mis sur la compétence technique et la disparition des valeurs « morales » mises en avant précédemment. C'est dans cette catégorie qu'on peut relever la description la plus objective de l'insuffisance en matière d'équipements et de médicaments. Ces agents, pour la plupart, ne sont pas amenés à se rêver médecins (sauf Serge, laborantin). Ils savent et peuvent faire un certain nombre d'actes infirmiers mais les conditions d'exercice ne leur permettent pas de les accomplir dans de bonnes conditions. Leur compétence technique paraît à leurs yeux sous-employée bien qu'il y ait peu de revendications dans ce sens. La principale compensation est obtenue non par des projets d'ascension (sauf Serge), mais parmi les collègues femmes par un groupe féminin dont l'imaginaire s'investit soit dans des romans d'amour néo-réalistes (Annette), soit dans un « réalisme » plus blasé qu'amer (Odile). A un moindre degré on relève le même ton protecteur et pédagogique vis-à-vis des malades, sauf crises d'agressivité.

Les agents les moins qualifiés, les « décisionnaires » présentent une grande diversité. Les phénomènes les plus saillants apparaissent dans le rapport mythique qu'ils entretiennent à l'institution. La date d'entrée (décision) à la santé publique est présentée comme une seconde naissance. La compétence avancée est plus imaginaire que technique et le discours produit sur la maladie est le même que celui des patients qui fréquentent le service. Le fait de pratiquer quelques actes – car il s'agit d'une catégorie radicalement sous-employée – ne transforme pas les représentations des « décisionnaires » à propos des maladies, des symptômes, de la santé. Ceux-ci apparaissent à un certain point égarés dans une structure dont les objectifs leur sont largement étrangers et opaques, ce qui n'est pas le cas des catégories plus qualifiées. Leur légitimité est à ce point imprécise que la plupart des agents cités font référence à des Européens qui auraient favorisé l'obtention d'une décision, les auraient conseillés, encouragés à se présenter.

Cette représentation « néo-coloniale » de souvenirs affectifs liés à des Européens bienfaisants mérite d'être approfondie. Ici, elle confirme simplement que la santé publique est vécue comme une sinécure imméritée ou un job tombé du ciel où il y a si peu à faire que parfois on préfère le quitter (Jacques). Il semble qu'entre les personnels qualifiés et ceux qui ne le sont pas, (formés sur le tas), la principale différence réside dans une capacité de représentations et de discours sur la santé publique que les premiers possèdent, alors que les seconds se présentent comme des malades égarés parmi les soignants, c'est-à-dire des personnes « prises en charge » par la santé publique, comme l'exprime une infirmière. Invités à manifester l'importance respective qu'ils accordaient à la qualité du médecin, ou à la présence de moyens et de médicaments, les infirmiers diplômés et deux aides-soignants privilégient les médicaments tandis que tous les personnels les moins qualifiés (décisionnaires et agents d'entretien) accordent une priorité au médecin, comme l'opinion populaire.

Ces personnels soignants au travail, ou du moins pour certains d'entre eux ce qui en tient lieu, se distinguent des malades qui fréquentent le dispensaire par le port d'une blouse, le plus souvent blanche pour les diplômés et verte pour les décisionnaires. Les trois catégories mentionnées disposent de papiers à en tête pour les infirmiers diplômés, d'un simple tampon pour le laborantin, d'une complète absence de signe distinctif pour les décisionnaires. Ainsi on voit que le prestige de la fonction est d'autant plus cassé par l'institution qu'on a des diplômes plus élevés. Parallèlement, on développe un cadre de représentations d'autant plus identique à celui des malades qu'on est dépourvu de toute qualification.

*
* *

Collecter les discours des malades concernant le dispensaire, la maladie, la santé publique, dans un lieu bruyant et fréquenté présente de multiples difficultés. L'enquête auprès des patients a été délicate dans ce dispensaire. La topographie des lieux – un couloir étroit et surpeuplé – rendait difficile un accès aux malades dans des conditions satisfaisantes permettant un discours un peu libre.

La difficulté pour obtenir une expression assez spontanée est apparue clairement lorsqu'on a essayé de dialoguer avec les patients dans une salle séparée. Ceux-ci très inhibés ne parvenaient pas à séparer ce dialogue de la consultation qu'ils avaient eue ou allaient avoir, et nous étions facilement enfermés dans un « interrogatoire » par un « docteur blanc ». L'autre alternative proposée par l'infirmier chef d'interviewer les patients en complément de la consultation est très vite apparue aussi contraignante que la consultation parallèle évoquée. Dès lors, pour rester au contact des conditions réelles dans lesquelles les patients se présentent, nous avons procédé à travers les mailles d'une série de questions très larges formulées dans un coin de la salle d'attente, c'est-à-dire en pleine pression sociale. Certains malades étaient revus ensuite, la plupart du temps à leur domicile. Comme le confirme le registre des consultations, les malades viennent pour la plupart du quartier et des quartiers environnants. C'est la proximité et le voisinage, avant tout autre facteur, qui amènent les patients à fréquenter ce dispensaire. Les jeunes et les « scolaires » sont assidus dans ce dispensaire, de même que les personnes âgées habitant alentour. C'est dans ces deux catégories de patients que le taux de fréquentation est le plus élevé. Ces « clients » réguliers du dispensaire viennent en moyenne trois ou quatre fois par an. Parmi l'ensemble des patients interrogés ils représentent environ un tiers de ceux-ci. Un bon nombre de malades fréquentent le dispensaire pour la première fois. Il s'agit de personnes en voyage qui logent dans le quartier, de nouveaux habitants ou d'individus dont la situation socio-professionnelle s'est modifiée (perte de couverture médicale par l'entreprise, changement d'entreprise). Pour la plupart des autres patients, la fréquentation du dispensaire se situe dans un ensemble d'alternatives thérapeutiques et elle représente un choix.

L'un des objectifs principaux des entretiens avec les malades était de comprendre les logiques qui président à ces choix et structurent les itinéraires thérapeutiques. L'attitude générale des malades à leur entrée dans le dispensaire va de la discrétion à l'humilité pour certains d'entre eux. Très rares sont les patients qui sont bruyants, ou hautains, à l'exception des amis éventuels des infirmiers chefs qui en passant avant les autres manquent rarement de manifester leur supériorité relationnelle avec l'institution. Témoin ce jeune homme de dix-neuf ans, joueur de l'Entente de Ngaoundéré qui affirme :

> « A l'hôpital central de Ngaoundéré j'ai une bonne réception parce que je suis joueur de l'entente, et on me connaît car je suis fréquent à cause des blessures de matchs. »

ou ce patient de seize ans qui précise :

> « Je viens ici car mon oncle me sert rapidement »,

ou encore cet homme de vingt-huit ans :

> « Je viens ici de New Bell. C'est loin mais mon frère est infirmier »,

enfin cette jeune fille de dix-sept ans, scolaire de Bonapriso, quartier de Douala :

> « Il y a beaucoup de médicaments et les soins sont rapides... Je fréquente le dispensaire parce que ma cousine est infirmière ici. »

Ces relations de parenté mises en avant établissent une proximité avec l'institution sanitaire, permettent l'affirmation d'une dignité de patient ou une relative distinction dans un océan d'anonymat.

A l'inverse des queues britanniques dont l'ordre est immuable, ou de la notion de « resquilleur » fréquente en France, on observe une morne indifférence à l'ordre de passage, signifiant que les patients existent certes par leur ordre d'arrivée mais aussi par d'autres critères. Cela est d'autant plus frappant que le comportement habituel au guichet de la poste ou au comptoir de la pharmacie se caractérise par une anarchie agressive à l'occasion. L'attente excessive figure pourtant en bonne place dans les critiques des patients et elle est plus souvent imputée à un retard dans l'ouverture des consultations qu'au nombre élevé des patients.

Retards à l'ouverture, attente trop longue, toutes ces constatations sont présentées en forme de réquisitoire contre les infirmiers qui sont pourtant « payés pour ça » et taxés d'« inconscience professionnelle ». Un homme qui déclare pour profession être « un débrouillard, plus précisément un homme d'affaires », version locale et populaire de l'entrepreneur, manifeste toute la charge, quasiment affective, en jeu dans ce rapport institutionnel lorsqu'il déclare : « Ici l'attente amène la haine. Je viens ici pour recevoir des soins, on me dispute et je perds mon travail du matin. »

La notion de service public est remplacée par la plupart des patients par le fait « d'être servi ». Ce vocable de consommateur ou de client habituellement utilisé dans la restauration est symptomatique d'une vision globale fondamentalement « clientéliste » dans laquelle tout rapport social, avant d'être fonctionnel ou finalisé, est d'abord un rapport personnel, une exigence de reconnaissance qui prend parfois la forme d'un affrontement et se conclut toujours par des récriminations et des protestations.

> « Le corps médical est trop lent. Le service n'est pas bon. »
>
> « A dix heures on n'est pas encore servi. »
>
> « Il y a trop d'absentéisme et de lenteur ici car c'est

quand je suis en crise financière que je viens ici. Sinon je paye l'argent et je suis bien servie à Bonaberi. La conscience professionnelle manque trop car hier comme aujourd'hui à dix heures le travail n'a pas commencé et ils viennent même pas l'après-midi »,

proteste une femme. Si ces critiques sont fréquentes, certains patients présentent les « soins rapides » comme un avantage du dispensaire. Ils sont moins nombreux, mais beaucoup de malades refoulent leurs critiques lorsque l'entretien a lieu dans le dispensaire et deviennent beaucoup plus prolixes à domicile.

A un moindre degré, la mauvaise réception est mise en avant par certains patients. « Les infirmiers nous grondent trop. » A l'objection liée au nombre élevé des patients, au manque de matériel, plusieurs malades répondent : « Ils sont nombreux et ils sont payés », ou bien : « Ils reçoivent l'argent pour nous servir et ils ne font rien ».

Cette lenteur et le mauvais accueil ne sont pas imputés en propre à ce dispensaire, puisque de nombreux malades qui viennent ici pour la première fois évoquent d'autres formations qu'ils ont fréquentées au préalable. Un reproche répété concerne la clientèle du samedi matin qui est renvoyée à dix heures pour faire le nettoyage hebdomadaire. Une femme s'écrie avec indignation :

« Je suis venue ici et on m'a renvoyée. Je suis rentrée sans être servie. J'en suis trop énervée. »

Le même phénomène se produit en fin de journée où les patients sont priés vertement de se présenter le lendemain :

« Monsieur, vous croyez quoi ! Vous avez vu l'heure. On doit ranger maintenant. Revenez demain, je vous injecterai » (Odile, 16 heures 15).

Lorsque le patient proteste il en résulte fréquemment une scène où l'observateur est pris à témoin de la grossièreté des malades par les infirmiers qui protestent contre le manque de respect et de considération dont ils sont l'objet.

Il est fréquent de rencontrer des patients en groupes familiaux, mère ou père avec enfants, frères et sœurs ou simplement amis. Ils sont reçus ensemble la plupart du temps car ils s'engouffrent dès que la porte des consultations s'entrouvre. Parfois, la « pression » à l'entrée est telle que plusieurs patients rentrent à la fois et ils sont renvoyés dehors.

De nombreux malades ont déjà consulté à l'extérieur. Ils viennent pour « faire le traitement », avoir des injections ou un renouvellement d'ordonnance, c'est-à-dire des actes mineurs dont se plaint Jean, qui s'indigne contre ce partage des tâches.

Parmi les malades qui attendent une consultation, une minorité évoque le bon accueil reçu et le « bon équipement pour les soins comme le microscope et beaucoup d'autres ». « Ici je suis bien reçu. Par contre à la polyclinique d'Akwa c'est le tribalisme », affirme un malade. Seul le manque de médicaments fait l'unanimité, à l'exception des quelques personnes qui reçoivent un don personnel du chef. Les commentaires sont variés. « Ici, il y a de bonnes prescriptions sans payer. A Laquintinie il faut payer. Mais c'est toujours l'ordonnance car on dit qu'il n'y a pas de médicaments. Si on les paye maintenant c'est l'évolution du temps. La vie est devenue chère », note un homme de vingt-sept ans, stagiaire au centre de formation. Une jeune femme relève de son côté : « J'ai toujours l'ordonnance et il faut payer à la pharmacie en ville si j'ai l'argent. »

Un homme salarié dans l'industrie souligne :

> « Ici, je reçois quelques comprimés et l'ordonnance. J'étais très surpris dernièrement à l'hôpital Laquintinie. Je souffrais très sérieusement de mon doigt et en faisant la radiographie on doit payer. Sinon on laisse tomber l'affaire... Si je vais à l'hôpital c'est que je souffre et que je veux la guérison. Si on me dit de payer ou qu'on me donne quelque chose j'en serais toujours fier, car moi je marche selon les infirmiers. »

Cette « fierté » dans l'adaptation et la conformité aux vœux des infirmiers est extrêmement rare car le discours général critique la situation et incrimine les prescripteurs dépourvus de « drogues ».

La majorité des patients apprécie la longueur des ordonnances qui les confirme dans la dignité de leur maladie. En fait, selon Paul, l'ordonnance est longue car elle intègre un raisonnement économique permettant l'achat d'une partie seulement des produits. Ainsi, au-delà des médicaments nécessaires au traitement, on ajoute fréquemment un ou deux produits moins coûteux et moins efficaces. Dans les pharmacies, la scène est permanente où l'on voit des patients s'enquérir d'abord du total de l'ordonnance, puis demander au hasard les médicaments les moins coûteux à hauteur de l'argent qu'ils tiennent dans la main. Le pharmacien les conseille parfois, mais la queue au comptoir interdit de réfléchir trop longtemps et le critère financier prime toujours le critère thérapeutique. Ce phénomène de double ordonnance, l'une efficace, l'autre « au rabais » et insuffisante en termes thérapeutiques, amène de fréquentes rechutes dans les maladies infectieuses traitées aux antibiotiques. L'achat de demi-doses rend souvent le traitement inopérant et le transforme en gaspillage. Jean infirmier consultant souligne :

> « Je sais bien qu'ils n'ont pas l'argent alors j'essaie de trouver un traitement moins cher. Mais même celui-là ils en payent la moitié et reviennent après. Qu'est-ce que je peux faire ! »

Cette inflation des prescriptions où toutes les parties trouvent une dignité illusoire est parfois dénoncée :

> « Il y a toujours des ordonnances et surtout beaucoup, parfois juste pour vendre les médicaments des pharmaciens, car selon ce que m'a dit un autre ami docteur à propos des médicaments que j'ai payés, seuls quelque deux médicaments des quatre prescrits étaient efficaces. Donc je crois que certains docteurs associés avec certains pharmaciens au-delà de la santé de la population recherchent surtout la rentabilité ».

accuse un salarié à la régie Fercam.

Les malades expriment une vive frustration à quitter le dispensaire avec une prescription qu'ils devront acheter dans une pharmacie de la ville. Les quelques médicaments épisodiquement disponibles sont distribués avec parcimonie face à la cohorte des malades qui se présente au guichet de la pharmacie, improprement appelée distribution puisqu'il n'y a rien à distribuer.

« Au temps des colons les médicaments étaient gratuits mais aujourd'hui c'est le contraire. Il y a toujours des ordonnances au lieu des médicaments » constate un malade. Il exprime un point de vue très répandu qui fonde les critiques d'aujourd'hui sur un âge d'or colonial, où régnait, selon les patients, gratuité et absence de pénurie. D'aucuns réclament des prestations plus justes, comme ce salarié qui souligne : « On ne donne les médicaments qu'aux grands types et connaissances alors je ne sais plus au juste pourquoi on paye l'impôt. Et pourtant au temps des blancs on était bien reçus et bien servis, les médicaments gratuits. Mais quand ils sont partis tout a changé. On fait toujours que des ordonnances, alors si on n'a pas l'argent on peut mourir. »

Au-delà d'une référence antérieure positive suivie d'un constat de dégradation, ce sont les infirmiers qui sont accusés de prendre les médicaments pour leur propre usage. « Il semblerait que les infirmiers emportent les médicaments ou peut-être l'État donne en quantité insuffisante. »

Toutes ces analyses balancent entre l'accusation de l'agent proche et des éléments d'une analyse plus globale d'ordre administratif, politique ou économique. Une conviction fréquente est que les médicaments sont « réservés » à certains privilégiés qui se servent en amont, réduisant les autres à la pénurie constatée.

Au nom de la souffrance ressentie dans la maladie, on revendique le droit de recevoir des « calmants » comme une médication d'urgence destinée à diminuer la « souffrance », sorte de syndrome global qui prend en compte un mal être total, à la fois biologique et social. « Si on vient à l'hôpital c'est qu'on souffre. Il faut donc donner au moins des calmants pour soulager. » Les lycéens nombreux à fréquenter ce dispensaire reçoivent en priorité les quelques médicaments disponibles. La plupart d'entre eux sont satisfaits des quelques comprimés remis et soulignent que les médicaments doivent être donnés d'abord aux personnes sans revenus personnels, comme eux.

La dimension socio-économique voire socio-politique de la « souffrance » maintes fois évoquée est confirmée par une jeune lycéenne qui affirme sa conviction que le bonheur, (sanitaire), est ailleurs, (dans les pays riches) comme on affirmait précédemment qu'il était antérieur, (époque coloniale).

> « Depuis que j'ai quitté la Côte d'Ivoire je n'ai fréquenté aucun dispensaire ni clinique. C'est la première fois aujourd'hui. Néanmoins, on soigne très bien en Côte d'Ivoire et en Europe, surtout en Suisse. On y trouve plus de médicaments qu'ici, car là-bas les gens sont à l'aise et ne souffrent pas comme ici. »

Ces représentations renvoient toutes à la situation des sujets ou patients face à l'institution sanitaire et au rapport social que constitue la visite au dispensaire.

> « Les gens ne sont pas égaux. On peut prescrire une ordonnance de 4 000 francs alors qu'on n'a même pas 5 francs en poche comme nous là. On peut mourir. Alors c'est grave »,

constate une jeune veuve.

Il semble que pour beaucoup de malades la formulation d'un diagnostic, la rédaction d'une ordonnance se situent hors du champ de l'efficacité immédiate. L'ordonnance est un document abstrait qui médiatise symboliquement le rapport à l'institution sanitaire, d'où le goût prononcé pour les actes immédiatement effectués sur place, et vécus comme efficaces (injection, remise de comprimés). La connaissance des causes de la maladie, au dispensaire, intéresse beaucoup moins les patients que la guérison, du moins l'affirment-ils :

« Payer ou pas, moi ce qui m'intéresse, c'est la guérison », affirment de nombreux malades à propos de la gratuité. Sinon le manque est vécu comme une insuffisance globale.

Payer, mourir, corruption, favoritisme sont des vocables fréquemment employés et le plus proche responsable est l'infirmier qui signifie la rareté au public qui se sent exclu et rejeté. « Le manque est lié à la magouille. Ils les gardent (les médicaments) pour vendre et emporter d'autres avec eux. »

La conception persécutive de la maladie comme infortune biologique et sociale trouve à se développer sur un tel terrain. C'est tout le lien social qui est remis en question au dispensaire comme l'exprime clairement un jeune homme de vingt ans qui dénonce le manque de « vocation », de « sentiments », de « devoir », qui provoque « la haine ». Il conclut clairement : « Autrement la société n'aura plus de sens », restituant leur dimension globale à toutes les représentations mentionnées.

Si le voisinage du domicile et la qualité des soins (en fait le bon diagnostic, puisqu'il n'y a pas de prestations de soins ou très peu), sont avancés parmi les avantages de ce dispensaire, le manque de médicaments constitue la principale remarque négative, avant l'attente excessive et l'accueil.

Afin d'analyser les représentations à ce propos, certains entretiens ont systématiquement été en partie orientés sur ce thème. Il y a, en apparence, peu à dire à propos des patients nombreux qui affirment : « Il y a des médicaments mais je ne sais pas ce qu'on en fait. » Pourtant, au-delà de cette affirmation, divers types de points de vue se dégagent concernant la gratuité des médicaments et le rôle de l'État.

A l'exception des malades qui affirment : « Gratuits ou payés, je veux la guérison », la plupart des patients sont favorables à une gratuité partielle ou totale. Les critères ou motifs avancés sont les suivants : la pauvreté et le chômage, c'est-à-dire l'incapacité financière d'assurer l'achat des médicaments pour se soigner est très affirmée. « Les dispensaires publics, c'est pour secourir les pauvres » et « trop de malades sont misérables » dit-on. Cette formule de l'assistance maximale dans les formations publiques est tempérée par un certain réalisme économique qui souligne « la population trop dense et la nécessité de conserver un équilibre avec les pharmacies privées qui risqueraient la faillite. »

Le souhait d'un État « charitable, d'une plus juste répartition » se heurte à des notions de « rentabilité », de coûts de production, « sinon la pharmacie peut faire faillite. » Ce réalisme économique tempère constamment l'expression d'un besoin, d'« offrande », à l'intérieur d'une vision caritative de la santé publique.

« Nul ne peut refuser une offrande »,

dit une jeune femme dont le discours illustre une conception charitable de la santé publique, liée à la pauvreté et à la misère, qui suppose un « don » de l'État pour « soulager » les gens. Le public semble opposer globalement le secteur public présumé gratuit ou peu coûteux et les cliniques privées implicitement réservées aux gens aisés, sans aller jusqu'à cette sentence lapidaire proférée par une femme de vingt-deux ans : « Je préfère gratuit, car il y a les pauvres et les riches. » Le caractère vital de cette assistance est parfois affirmé : « On ne s'amuse pas avec la santé car on peut tomber malade et n'ayant pas les moyens en mourir. »

Beaucoup de patients justifient la gratuité par l'existence d'un budget souvent qualifié de « bon ». La représentation d'une coupure public/privé et la notion de protection sociale qui en résulte sont les éléments les plus évidents de ces discours.

A la proposition, hypothétique, d'une vente à bas prix des médicaments requis dans les formations sanitaires, les malades du dispensaire font tous une réponse positive quoique souvent sceptiques. Don de l'État, importance de la population, budget national, coûts de production, toutes ces références renvoient à l'État gestionnaire de la santé publique. Les points de vue recueillis auprès des patients sur la gratuité des médicaments sont indissociablement liés à des représentations concernant l'opérateur global qu'est l'État. Pour une immense majorité des patients, le caractère « public » ou « officiel » de la formation fréquentée implique une position sociale et une analyse de cette position dans la société, dont les choix thérapeutiques traduisent l'interprétation, la réalité, la conséquence.

Cette dimension est clairement mise en place dans l'entretien de cet homme de quarante-sept ans qui ne travaille plus :

> « Tout ça dépend du gouvernement mais si c'est gratuit, c'est très bon car la population appartient au gouvernement et pour que cette population travaille bien elle doit être en bonne santé. Donc le gouvernement a intérêt à la soigner. »

Un petit planteur de la Lekié est explicite lorsqu'il affirme :

« Les médicaments et les soins sont gratuits car nous sommes les planteurs de l'État, alors on doit nous aider »... « Il est normal de payer les sœurs mais pas de payer le secteur officiel... Tout ce qui est l'État doit être gratuit car nous constituons le Cameroun de demain. »

Ces remarques imprégnées de l'idéologie d'un État moderne tel qu'il est prôné par le parti national forment l'autre face ou l'alternative aux discours caritatifs et néo-coloniaux cités. Charité ou droit sont les deux pôles de ces représentations. La plupart des points de vue exprimés mêlent les deux logiques comme chez ce commerçant qui affirme :

« Etant donné que ce n'est pas une clinique, les médicaments doivent être gratuits car nous dépensons beaucoup d'énergie pour l'État et, en retour, il doit essayer de nous satisfaire. Même les enfants que nous donnons appartiennent à l'État... d'autant plus qu'il y a un nouveau chef de l'État. »

La densité de la population est mise en avant fréquemment comme un obstacle et quelques étudiants mentionnent la dépendance pharmaceutique vis-à-vis de l'étranger.

Partagé entre une demande de charité ou d'assistance et une vision de contribuables réclamant un droit de protection sociale, le public dans les deux hypothèses se réfère à l'État, paternaliste dans le premier cas, redistributeur dans le second. Rares sont les patients qui expriment un point de vue technique. Le bien public, tant agité de part et d'autre, est analysé par cet apprenti mécanicien de vingt-neuf ans en termes mesurés :

« Tous les médicaments ne peuvent être gratuits car d'autres gens n'ont pas assez de moyens. En définitive je crois que les produits doivent être achetés à un prix abordable pour celui qui les paye. »

Charité espérée ou prestation due, ces analyses pèsent lourdement sur les conduites thérapeutiques des malades. Les itinéraires thérapeutiques découlent de facteurs conjoncturels (perte d'une couverture médicale d'entreprise, résidence, gêne financière) ou structurels (représentations des différentes structures sanitaires, statut social, affection présentée) à travers lesquels les patients mettent en œuvre une conduite dont les logiques doivent être analysées.

La ville de Douala se signale par une abondance de recours thérapeutiques qui vont des formations publiques à de nombreuses cliniques privées, en passant par d'innombrables tradipraticiens, de petits dispensaires de quartier où une personne se déclare infirmier et traite le public à partir d'une annonce apposée en bordure de la route ou devant la maison. L'examen des itinéraires thérapeutiques commentés par les patients est le seul moyen d'éclairer les contradictions et la confusion, qui, en apparence, règne sur le terrain. Qu'en est-il pour les malades ?

Le discours de telle patiente se signale par un diagnostic étonnant (variole de ses enfants), et l'expression de recours contradictoires et alternés. Insatisfaite après deux visites à l'hôpital, elle consulte un tradipraticien, subit à l'hôpital une opération de hernie en dernier lieu, mais attribue au « docteur indigène » le fait d'être soulagée.

Un salarié à la régie Fercam précise :

> « Je me traite souvent à l'infirmerie de la régie car on a la prise en charge. Si ce n'est pas grave je traite la fièvre à la maison. Quand j'ai des problèmes intestinaux, alors je viens au dispensaire. Je suis allé à Laquintinie pour une maladie vénérienne. Avant les soins étaient bons à l'hôpital Laquintinie, mais dernièrement mon bébé dont l'os de la cuisse avait été déformé par un choc a été mal traité. Après avoir beaucoup souffert pour la radio, l'enfant n'a pas été soigné, jusqu'à aujourd'hui. Ils font toujours des va-et-vient, fixent des rendez-vous, renvoient le traitement toujours à demain. Si bien que les clichés ne servent plus à rien car je me trouve dans l'obligation d'amener l'enfant à l'indigène. C'est très décourageant. »

Beaucoup de patients font état de petits maux qu'ils traitent par automédication, à la maison. Une hiérarchie de gravité est ensuite établie entre le dispensaire et l'hôpital. Enfin entre l'hôpital et le traitement dit indigène s'instaurent de fréquents va-et-vient où l'efficacité « thérapeutique » est mise à rude épreuve, la rapidité du résultat semblant le critère le plus explicite (2).

Un nombre important de patients affirment que le recours à la médecine « indigène » a lieu en cas d'échec dans le secteur « moderne ». Diverses alternatives se présentent : traitement moderne ou indigène, privé ou public, dispensaire ou hôpital. Le dispensaire qui sert de « triage » pour les maladies graves dirigées vers l'hôpital, selon l'infirmier chef, est bien perçu ainsi par les patients, c'est-à-dire comme un relais. La gravité est parfois mise en rapport avec le secteur privé.

Une salariée de quarante-huit ans explique :

> « Quand j'ai les moyens, la première fois je me rends dans n'importe quelle clinique, souvent la clinique Soppo où c'est bon mais trop cher. Il faut être bien à l'aise pour payer la caution pour être hospitalisé à Soppo. »

Les médicaments étant rares et survalorisés l'automédication est une pratique plus courante que les patients ne l'affirment. Plusieurs entretiens l'évoquent :

> « J'ai vingt et un ans et je bénéficiais de la médecine scolaire. Je viens rarement ici, car avant que mon père soit licencié, j'allais au dispensaire de la régie. C'était bien. C'était gratuit. Maintenant je ne peux plus. Quand j'ai la fièvre je me traite avec la nivaquine. Pour les maux de ventre je prends l'Eno ou le bicarbonate. Pour la fatigue, je me traite avec la cérébrostimuline. C'est très fort. Pour la diarrhée, j'ai un traitement indigène avec les feuilles de goyaves. »

En général on affirme consulter le « docteur indigène » après le « médecin moderne ».

Le recours aux tradipraticiens est l'objet d'analyses contradictoires, une fois posée une tendance nette à le présenter comme un recours alternatif. Un premier type d'attitude est de rejet :

> « Je ne vais pas dans ces endroits-là. »
> « C'est sale. »
> « C'est de la magie, je n'aime pas ça. »

---

(2) Au-delà de ses connotations coloniales, le terme « indigène » signifie toujours autochtone.

Ou bien :

> « Je ne connais pas car mes parents sont catholiques. »

A part ces refus globaux et idéologiques, en partie destinés à l'enquêteur étranger dont on croit qu'il est sceptique à cet égard, la plupart des patients présentent une analyse réaliste et pragmatique de ce recours « indigène ». Il faut souligner que le concept de « traditionnel » n'est pas pertinent pour la quasi-totalité des interlocuteurs.

> « La médecine moderne c'est celle des blancs. La médecine "indigène" c'est celle de nos grands-parents »,

dit clairement une malade qui exprime une évidence généralement admise.

Le refus du recours à la médecine autochtone fait très largement appel à des notions de menteurs, d'escrocs, de voleurs. Certains patients affirment à propos des tradipraticiens :

> « Ils aiment trop l'argent », « Ils sont assoiffés d'argent », « Ils ne font que deviner sans être sûrs », « Ce sont des menteurs qui parfois aggravent les maladies ».

La critique d'un coût excessif est la plus fréquemment avancée à tel point qu'un malade affirme : « Je ne fréquente pas le docteur indigène car je n'ai pas d'argent. »

Le charlatanisme et le vol financier sont certes une imputation facile dans la ville de Douala, où une pléthore de praticiens, dont on ne sait pas toujours d'où ils viennent et où ils partent, font des séjours fugaces dans les quartiers, après avoir parfois abusé de la crédulité et de la misère. Occultistes, astrologues, chrétiens, musulmans, hindouistes, exorcistes, manient les invocations, les prières et les plantes médicinales dans une grande cacophonie urbaine que signalent de nombreux panneaux en bordure des routes.

Au-delà des réserves évoquées ou de refus en terme de jugements globaux, une majorité de patients mentionnent des représentations convergentes qui manifestent une conception générale de la médecine indigène qui semble très partagée. Celle-ci porte principalement sur la notion de « maladie spécifique » ou « maladie type » ou maladies « sournoises » selon les vocables utilisés. Ces termes, ou celui de « maladies indigènes », affirment une capacité spécifique de la médecine « indigène » pour un certain type de maladies « provoquées » résultant de la sorcellerie.

« Quand une maladie est provoquée sournoisement par quelqu'un, ça se manifeste le plus souvent par un malaise général »,

dit un jeune homme qui se soigne généralement en clinique.

Un étudiant de vingt-trois ans relève :

« Lors d'une crise de paludisme grave dernièrement j'ai été au village et l'on a sorti un corps étranger dans mon organisme. »

Un salarié de vingt-sept ans mentionne :

« Après avoir trop rêvé je consulte à l'indigène pour qu'ils me parlent de mon sort. Ils peuvent dire la vérité comme ils peuvent mentir, mais je ne les ai pas encore consultés pour une maladie microbienne. « Je n'ai pas encore eu de maladie type... Ils traitent le plus souvent les maladies provoquées par les malfaiteurs »,

« Les médecins indigènes sont forts pour une maladie coutumière, une maladie secrète »,

« A l'heure où nous sommes je traite l'enfant à l'indigène. Il souffre de maladie rouge... Selon les rumeurs, c'est les femmes douala qui connaissent traiter et c'est vrai car les résultats sont bons »,

« Je n'ai pas eu de maladie type. Mais la dernière fois un docteur du quartier m'a bien traité les yeux, après plusieurs visites à Laquintinie. C'était au village bien sûr, car en ville c'est des bandits ».

Un homme de soixante et un ans rappelle :

« Mon père était guérisseur, avant je le remplaçais valablement. Je traitais le bas-ventre des femmes, l'hernie, je suis venu en ville et tout a disparu. »

« Je fréquente toujours à l'indigène pour cette maladie qui m'ennuie aujourd'hui depuis plus de dix ans. J'ai payé l'argent sans résultat. On ne sait pas qui m'a jeté ça... Ça me dépasse trop. »

D'autres patients évoquent ainsi les maladies « indigènes »

ou provoquées : « maladies des sorciers », « affaires des grigri », « pratiques abstraites »...

Au-delà de ce terrain d'élection de la médecine indigène que sont les maladies provoquées, un certain nombre d'affections sont fréquemment citées comme justiciables d'un « traitement indigène ». Ce sont la fièvre jaune, la jaunisse, la varicelle, et à un moindre degré la rougeole... Ces vocables employés par les malades ne permettent pas d'affirmer qu'il s'agit toujours de la maladie connue en médecine sous le nom évoqué. Beaucoup de glissements de sens ou d'analogies sont à étudier dans le vocabulaire utilisé. Il est possible par contre d'affirmer sans réserve que les maladies vénériennes et la stérilité sont les causes les plus fréquentes de visite chez un tradipraticien urbain si l'on excepte les maladies dites spécifiques. Les maladies vénériennes, très répandues à Douala, constituent une part importante de la clientèle aussi bien des dispensaires que des tradipraticiens.

A l'examen de sa première ordonnance il apparaît que tel patient n'a fait qu'une injection au lieu des trois prescrites lors du premier traitement avant de se rendre chez un médecin indigène. Les va-et-vient entre divers recours sont un sujet de protestation de tous les thérapeutes rencontrés, modernes ou « traditionnels ». L'inquiétude née de l'anonymat et d'une offre anarchique de recours thérapeutiques est fréquemment exprimée et l'incohérence apparente de certains itinéraires est en partie l'incohérence d'offres multiples, objets de représentations contradictoires. « J'aimerais trouver plutôt un membre de ma famille doué en la matière indigène, car plusieurs d'entre eux vont à tâton. Pour les maux de ventre je prends des écorces que je connais. Et je me traite toujours par ceux que je connais et qui sont compétents », dit un homme de quarante-huit ans. Un salarié à la compagnie Elf ajoute : « Je trie moi-même les herbes que je connais grâce à mon père. Ça traite les vertiges, la fatigue, le mal aux dents, au ventre. Mais il y a inadéquation entre traitements moderne et indigène. Les gens ne savent plus quoi faire et ils ont peur. Le problème des guérisseurs ici, c'est qu'ils ne mesurent pas les doses. »

Dans un paysage thérapeutique d'inquiétude et de concurrence effrénée, les discours concernant les tradipraticiens n'échappent pas à l'ambiance générale. Trois remarques semblent s'imposer. Le recours à la médecine « indigène » se présente souvent comme un second recours. S'agissant d'un second recours fréquent cela confirme l'importance des navettes et va-et-vient entre différents thérapeutes ou structures sanitaires.

La critique est vive à l'égard des tradipraticiens urbains dont la réputation est presqu'aussi mauvaise que celle des infirmiers. Escrocs en ville, efficaces au village, cette représentation très partagée est complémentaire de la notion de maladie spécifique ou sournoise. Elle renvoit à un ensemble bien établi de conceptions concernant la sorcellerie. Ces représentations sont plus confuses en ville, plus contradictoires aussi. Les plantes médicinales ne poussent pas sur les trottoirs de Douala. La société est inquiétante et les choix thérapeutiques angoissants, Dans ce concert, le village est pensé comme un havre de paix, de sécurité, de cohérence « indigène ». Peu de patients sont en mesure de formuler une complémentarité explicite comme cette femme de vingt-huit ans :

> « Après les analyses, si on ne voit rien, alors je vais à l'indigène car c'est peut-être provoqué. »

Il reste que la « spécificité » de la médecine « indigène » affirmée par de nombreux patients se présente comme une vision partiellement réductrice qu'une enquête en milieu hospitalier explique largement. On ne saurait la prendre au premier degré, ni comme une théorie constituée.

*

* *

Les infirmiers comme les patients de ce dispensaire périurbain de Douala, nous mettent en présence de représentations d'une certaine dureté très symptomatique des rapports tendus et agressifs qui existent entre tous les acteurs du système. Les infirmiers entre eux sont dans un rapport médiocre ponctué de disputes et de protestations contre leur chef. Les groupes d'affinité sont hiérarchiques et ethniques. Tout le monde s'observe et subit une direction qui agite les signes de l'autorité sans en avoir les moyens. Les protestations rituelles contre l'absence de ponctualité, le départ du poste de travail sont symboliques puisque personne n'y échappe et que l'image de l'oisiveté de certains démobilise.

Si l'on examine les différents secteurs du dispensaire où circulent les patients, il apparaît tout d'abord que ceux-ci subissent une longue attente silencieuse en cas d'affluence. S'ils sont seuls ou peu nombreux, ils devront se manifester ou seront oubliés sans être prévenus par exemple que la consultation est fermée pour l'après-midi. Ce qui n'est que familiarité devient parfois manque de considération lors des consultations de fin de matinée où la fatigue des infirmiers chefs est très vive après quarante patients. Le dialogue se rétrécit en formules : « Au suivant... Tu viens pour quoi ? »

En passant au guichet de la pharmacie dans une période où il y a peu de médicaments, le malade s'expose en présentant son carnet à la même réponse énervée qui a été faite trente fois dans la matinée : « Il n'y a rien. Je n'y peux rien. Revenez une autre fois et payez à la pharmacie. C'est pas ma faute et vous bloquez le couloir. Pourquoi vous restez là comme ça au milieu ? »

Si le patient n'a pas été expulsé de la pharmacie, il s'est présenté à la salle d'injection où il est renvoyé s'il y a une anomalie : seringue déjà utilisée, pas de carnets. « Monsieur revenez avec votre carnet et voyez le chef. Nous on n'injecte pas comme ça. Vous nous prenez pour qui ? On a des ordres... Vous êtes des enfants ou quoi ! Il faut tout vous dire... » « Vous ne nous respectez pas », constate Odile. Les injections ont parfois lieu par deux à la fois, dans une certaine promiscuité. « Il y a les vrais et les faux malades. Les faux engueulent les infirmiers. Ils veulent quelques nivaquines. C'est tout », dit Serge. Même les personnels les moins qualifiés et les plus oisifs ne peuvent, quoique plus proches des malades, s'empêcher parfois de leur adresser des plaisanteries.

A ces bribes de discours symptomatiques, on saisit le silence des patients, la rareté relative des altercations, la montée d'une muette désapprobation. La fréquentation du dispensaire se présente comme un parcours de brimades pour les malades. De leur côté, les infirmiers vivent pour la plupart leur présence dans ce lieu avec honte et comme une brimade de leur employeur. A partir d'une telle constatation on ne saurait s'étonner de la mauvaise ambiance qui règne dans ces repères où vient se nicher la frustration d'un rapport social devenu négatif à force de ratages.

nt des classes populaires
cet égard, que la répugnance
pour aller à l'hôpital vient de
aple croit qu'on y tue les gens
donnant pas à manger. »
Le cousin Pons, Gallimard.

L'hôpital Laquintinie est la plus importante formation sanitaire de Douala avec 1 500 malades hospitalisés pour une capacité de 1 060 lits. L'enquête s'est déroulée dans un service dont la taille permettait l'utilisation de la même méthode que précédemment.

L'hôpital situé dans le centre de la ville, dans le quartier d'Akwa, se présente comme un vaste campus où sont plantés des pavillons d'un étage, entourés de galeries typiques de l'architecture coloniale. Salle de garde et salle de consultation à un bout, sanitaires de l'autre, la majeure partie des bâtiments est occupée par les salles communes. Des constructions plus récentes, d'un plan différent, ont été implantées çà et là, à différentes époques. Ces styles divers, l'éparpillement des services en l'absence d'un vaste bâtiment central, le linge étendu à terre entre les pavillons, à proximité de tas d'ordures en formation parmi lesquels bêlaient des moutons, tel se présentait au visiteur l'hôpital Laquintinie en 1980. Depuis cette date, des travaux d'assainissement ont transformé l'hôpital en chantier, tandis que les chemins asphaltés remplacent progressivement les fondrières d'eau et de boue qu'il fallait naguère traverser pour aborder le pavillon voisin. Les bâtiments subsistent.

Le délabrement général de cette formation héritée de l'époque coloniale en fait donc un cas particulier. C'est toutefois en tant que grand hôpital public de Douala et non comme monument de vétusté qu'il a été choisi. La présence de salles communes peuplées d'une vingtaine de malades alités, ainsi que d'une salle de garde des infirmiers, oriente la pratique de l'enquête d'une façon particulière. La salle de garde constitue un excellent poste d'observation et d'entretien avec les infirmiers, les galeries qui entourent les bâtiments permettant de trouver un isolement relatif avec les interlocuteurs. Plus encore que dans une salle d'attente surpeuplée, la discussion avec les malades est très délicate dans une salle commune et seule une présence régulière permet d'instaurer des relations de connaissance. Le cabinet du médecin du service constitue le troisième lieu d'enquête dans le service.

Ainsi, le cabinet de consultation du médecin, la salle de garde des infirmiers, enfin les salles communes des malades, manifestent la totalité fonctionnelle du service qui sera envisagé dans cet ordre.

Matin et après-midi, dix à quinze personnes sont toujours assises sur les bancs à l'entrée de la consultation du médecin. A côté de la porte, comme en plusieurs lieux du pavillon, un panneau rouge informe les malades :

> « Ne payez rien au médecin en dehors de la cession »,

la cession étant le montant du ticket de consultation. Les patients viennent en consultation externe, ou pour être hospitalisés si le cas est sérieux. Certains arrivent dans l'incapacité de marcher par eux-mêmes ou très souffrants. Ils sont allongés sur une natte à même le sol, en attendant qu'un lit soit libéré et que le médecin procède aux premiers examens.

Débordés par cette demande d'actes médicaux immédiats, les médecins sont peu accessibles et les entretiens avec eux se doivent d'être brefs. En outre ils sont peu habitués à se prêter à des questions et le rapport avec le chercheur n'est jamais immédiatement confiant, dès lors que le médecin sait que l'enquêteur fréquente quotidiennement le service. Les conditions très difficiles dans lesquelles les médecins exercent leur activité dans ce contexte les amènent à être un peu mal à l'aise face à un observateur qui est étranger et dont on peut légitimement se demander s'il est le mieux à même de comprendre les problèmes quotidiens des médecins, des infirmiers et des malades camerounais. Cette réserve s'accentue dans la mesure où l'étude entreprise s'inscrit dans un programme de recherche d'une structure étatique camerounaise. Les médecins du secteur public, surtout dans un hôpital mal entretenu et mal géré, sont nécessairement quelque peu réservés lorsque l'Etat, employeur avare et gestionnaire pingre, semble s'occuper d'eux. Ce sentiment s'explique plus aisément encore si l'on revient à la pancarte évoquée qui les taxe virtuellement de soutirer de l'argent aux malades. Au-delà de cette bouffée de défiance qu'il fallait souligner, la plupart des médecins rencontrés collaborent avec bonne volonté, dès lors que le chercheur peut leur montrer qu'il connaît bien les problèmes du service, et qu'il ne juge pas que les médecins en sont les premiers responsables.

Le docteur André, médecin du service, manifeste ainsi un grand fatalisme devant une situation qu'il se refuse à juger au fond. Il souligne les rapports « normaux » qu'il entretient avec les malades, rapports qui semblent constituer un îlot de positivité dans une ambiance qu'il juge désastreuse. « On sait que tout cela n'est pas normal et puis on laisse passer... » dit-il. Il fait allusion par-là à l'absence de dossiers médicaux avant son arrivée, aux « attitudes irresponsables » et « mauvaises habitudes ». Bien informé de la réputation de l'hôpital qui distribuerait une médecine de pauvre, ce praticien formé au Cameroun, affirme que la situation s'est dégradée dans les dix dernières années, en particulier en ce qui concerne la disponibilité des médicaments. Ce constat désabusé clôture notre entretien : « Maintenant, je n'ai plus aucun problème. Tout me paraît normal. C'est devenu normal. Je fais ce que je peux pour faire le mieux possible. Sans illusion. »

Le docteur Bernard qui dirige un service voisin ne pourra se résoudre à un entretien complet mais deux points ressortent de son bref exposé. Il déplore que les malades perdent brutalement confiance au milieu du traitement et quittent l'hôpital effrayés. Exigeants avec les infirmiers, la plupart des patients réclament des preuves d'intérêt qu'ils ne reçoivent que lors de la visite quotidienne du médecin. En outre, la formation reçue n'est pas adéquate pour affronter de telles conditions d'exercice. Notre interlocuteur précise : « Il faut oublier tout ce qu'on a appris en faculté. J'ai été formé à l'étranger et, à mon retour, il m'a fallu des années pour réajuster ce que j'avais appris, qui était inutile dans les condi-

événements de la nuit, enfin chaque malade a un dossier et un cahier à son nom où figurent les ordonnances ou les doubles des produits prescrits afin de surveiller le traitement, tâche essentielle du personnel paramédical. Le moment fort de la journée est constitué par la visite du médecin qui fait le tour des salles et se penche un moment sur chaque malade en inspectant sa température, les médicaments achetés et ceux qui manquent. Durant la matinée une infirmière par salle passera faire les injections nécessaires ou administrer les médicaments achetés par le malade et posés sur sa table de nuit ou par terre. L'après-midi est plus nonchalante, ponctuée par le relevé des températures des malades, et l'attente de l'heure du départ, où seule restera une infirmière de garde. De nombreuses poses et changements de perfusions ont lieu dans ce service où les malades arrivent fréquemment en état de grande faiblesse. La moitié des malades sont sous perfusion.

Le service occupe treize paramédicaux dont dix femmes. La plupart de ces infirmières sont originaires des provinces de l'Ouest et huit sont de la même ethnie : bamiléké. L'infirmière major qui est infirmière diplômée de l'école d'Ayos (1) est appelée « Madame » par ses collègues.

Les malades de ce service passent pour indigents car ils ne payent rien, ou 325 F CFA par jour pour les « petits payants ». Le « haut standing » à 2 500 F CFA par jour apparaît comme un lieu de calme d'où l'on ne « s'évade » pas comme ici, selon le vocable en usage pour signifier la fuite du malade. « Les docteurs en Europe ont l'enthousiasme » dit l'infirmière major. C'est par le nombre excessif des patients qu'elle explique l'ambiance de jugement permanent et la situation dégradée dans laquelle elle évolue, sans analyses fiables ni banque de sang, soumise aux récriminations perpétuelles des malades en quête d'une gratuité qu'elle met en rapport avec la médecine coloniale.

(1) Ayos : très ancien centre où ont été formés la plupart des infirmiers diplômés et brevetés.

Lorsqu'une infirmière doute d'une ordonnance, c'est la major qui interprète la prescription et l'explique aux parents du malade qu'elle reçoit toujours. Une fois que l'hospitalisation a été enregistrée, il reste en effet à acquérir les médicaments de la prescription. Beaucoup de gardes-malades (la famille accompagne les malades et s'entasse la nuit dans la galerie) demandent un premier commentaire de l'écrit du docteur. Après quoi ils se rendent à l'extérieur dans une pharmacie de la ville pour acheter les médicaments, à hauteur de la somme dont ils disposent. A leur retour, ils sont renvoyés à la major qui contrôle l'achat et commente :

> « Vous en avez oublié la moitié. On ne peut rien faire. Retournez acheter le matériel de perfusion. Ici, il n'y en a pas et de l'alcool pour les injections aussi. »

Si le parent du malade évoque un manque d'argent il est renvoyé à la solidarité familiale, s'il discute et proteste, il est fermement éconduit.

> « Pourquoi vous n'allez pas à la pharmacie au lieu de faire le défilé là »,

s'écrie Bertrand, aide-soignant. De telles navettes hôpital-pharmacie durent parfois une ou deux journées pendant lesquelles le traitement n'est pratiquement pas entamé. Parfois la situation se dégrade jusqu'au décès. Le plus souvent, « on se débrouille » et l'on parvient à réunir les éléments nécessaires à l'action thérapeutique, sinon dans leur totalité, du moins presque, bien que les ordonnances soient ici réduites au strict minimum nécessaire par le médecin, sauf diagnostics délicats ou affections mutiples. Ce sont les infirmières qui contrôlent ces va-et-vient, et en particulier la major, dont une fonction importante est d'adapter, de relire, la prescription par rapport à l'urgence, c'est-à-dire d'en donner une interprétation pratique. Elle peut faire des suggestions ou proposer des aménagements au médecin. Elle est assistée par deux infirmières brevetées qui bénéficient aussi d'une certaine considération de la part de leurs collègues.

Claudette après un an à l'hôpital Jamot à Yaoundé a suivi

son mari affecté à Douala. Son travail était plus satisfaisant alors, grâce à la présence de médicaments et de matériel. « Ici, on ne donne rien » reproche-t-elle. C'est pourquoi elle souhaite quitter Douala et passer le diplôme d'infirmière.

Sa collègue de même statut, Marie, a elle aussi suivi son mari à Douala et elle souhaite changer de service. Elle en a fait la demande sans succès et a échoué à trois reprises à l'oral du concours interne d'infirmier diplômé.

Les aides-soignantes constituent un groupe relativement homogène de par leur ethnie (bamileké), leur sexe (féminin) et leur vision de l'hôpital. Seul un aide-soignant homme, quoique bamileké, échappe à leur convivialité par le mépris qu'il affiche ostensiblement face à cet univers « des femmes ». Malgré les plaisanteries lestes qu'il lance à ses « sœurs », Bertrand souffre dans son poste. L'épreuve est longue depuis sa date d'entrée en 1962 à l'hôpital et en 1971 dans ce service. Bertrand préfère rester à Douala pour raisons familiales. Ce n'est qu'en 1983 qu'il obtiendra un poste hors de l'hôpital.

Il passe son temps à protester contre l'environnement féminin dans lequel il travaille. Convaincu que ce métier est indigne d'un homme vu les salaires versés, il dénonce l'absentéisme de ses « sœurs », la nourriture servie au personnel qu'il juge digne d'une prison, et ses médiocres perspectives de promotion au concours où, selon lui, « il faut donner le "dash" (cadeau, pourboire) pour être admis ».

Chaque fin d'après-midi, Bertrand avance sa montre de trente minutes afin d'anticiper l'heure du départ. Il quitte sa blouse et rentre chez lui après avoir passé l'après-midi à discuter sur le balcon ou... à rêver d'une autre carrière qu'il n'a pas eue.

Il y a toujours trois à quatre agents en congé de longue durée pour grossesse, dépression nerveuse, paludisme tenace. Ces infirmières malades sont fréquemment les mêmes personnes qui font parfois une brève apparition et disparaissent à nouveau pour des maux peu ou mal identifiés. Leur absence est compensée par la présence de stagiaires en travaux pratiques et d'une infirmière en stage. En réalité, le personnel

actif sur le tas chaque jour est de cinq ou six agents, une fois retiré le personnel en congé ou en récupération de garde nocturne. Ces gardes sont le principal sujet de discussion entre les infirmières qui protestent fréquemment contre leur tour jugé excessivement fréquent et des dispenses accordées aux plus âgées qui les lèsent.

Punition réservée aux plus jeunes, les gardes sont l'objet de conversations sans fin, ponctuées de protestations sur le prix des médicaments qu'il faut payer, « même nous, les infirmiers ». C'est durant ces discussions que la venue d'un malade fait figure d'intrusion et de provocation.

Au fils d'une malade qui vient avertir que la perfusion de sa mère « gonfle », Andrée répond : « Je ne suis pas le prêtre. Voyez quelqu'un d'autre, ce n'est pas ma salle. »

La conversation se poursuit un moment à propos des malades « qui sont toujours dans nos jambes », puis Jeannine, aide-soignante, se dévoue enfin pour aller voir.

Certaines des infirmières en congé viennent pour des injections ici, ou des consultations. Leur maladie fait de leur propre part l'objet de longs commentaires à la limite de la mise en scène, comme si la maladie des soignants était un ultime signe de dignité et de protestation. Ces plaintes en forme de malaises ou de maladies sont extrêmement fréquentes dans le service et après les gardes elles constituent l'un des principaux thèmes de discours. La visite d'un parent d'infirmier est un événement positif dans la grisaille quotidienne. Il est présenté à la major, et s'il peut partir avec un échantillon médical gratuit, ou à défaut un calendrier, c'est une journée de dignité gagnée pour l'aide-soignante concernée qui a pu affirmer à ses collègues qu'elle avait une existence sociale extérieure, et montrer à ses parents que, même dans la pénurie, elle était en mesure de leur faire un don, manifestant son insertion positive dans une profession susceptible de redistribuer quelque chose.

Hors de ces événements, la mauvaise humeur est chronique le matin et la morosité continue l'après-midi. La salle de garde et la galerie voisine permettent de deviser tranquillement tout en étant présent, tandis que l'arrière-salle accueille celui ou celle qui veut s'isoler pour un moment de repos ou en raison de migraines. L'ambiance est telle qu'à la demande de retirer une perfusion terminée on répond : « C'est par mesure de clémence que je viens. »

Ce consentement laborieux à faire son service est présenté comme un service rendu face à un brusque afflux de demandes de malades, alors qu'une seule aide-soignante débordée se trouve dans la salle de garde.

La présence d'un visiteur médical est un autre élément de rupture dans l'ambiance générale d'énervement ou d'abandon morose. La salle de garde est toujours pleine lorsque s'installe un visiteur médical souriant, en costume impeccable et l'attaché-case à son bras conquérant. La cérémonie est assez fréquente à Laquintinie car ces personnages sont en général trop imbus de leur personne pour visiter les petites formations, *a fortiori* les formations rurales où ils risquent de ternir leurs chaussures bien cirées, quoique cela puisse permettre probablement d'augmenter encore le chiffre d'affaire du laboratoire qui les emploie. La venue de tels jeunes premiers bardés du symbole de l'abondance pharmaceutique, c'est-à-dire beaux et riches au milieu de ces infirmières excédées et amères à force de cotoyer la misère quotidienne provoque l'émotion qui précède, dit-on, les miracles, en permettant de croire réalisé ici et maintenant un monde radieux où les médicaments seraient gratuits et à portée de main. Des discours peu variés sont proférés autour de la table de la salle de garde, toutes infirmières rassemblées. En voici un exemple :

> « Vous qui êtes du corps médical, permettez-moi de vous expliquer les avantages de nos nouvelles spécialités. Vous connaissez évidemment... tel, tel produit, mais connaissez-vous... »

Sur un ton très doctoral le visiteur apprend, explique, paternaliste, la bonne thérapeutique tout en flattant par une sorte de connivence de confrère la dignité profondément blessée des paramédicaux qui sont un instant promus médecins, compétents, maîtres de diagnostics et de choix thérapeutiques. « Vous connaissez ce trouble-ci bien sûr, vous êtes bien sûr capables de faire cela... »

Subjuguées, les infirmières écoutent avec fascination cette restauration imaginaire de leur compétence professionnelle et acquiescent d'un commun accord à toutes les propositions du visiteur – car il a nécessairement raison puisqu'il les considère avec tant de respect –. Après les conditions d'emploi et un allusif exposé technique pseudo-scientifique vient l'aveu : « Après vous pouvez orienter le médecin. »

Quelle reconnaissance pour les infirmiers ! Enfin !

« Combien cela coûte ? » demande une infirmière.

« 2 000 francs ! C'est cher », dit-elle.

« Mais c'est un grand progrès en efficacité », répond le visiteur.

« Ah ! Bon », dit-on.

Alors commence la distribution des échantillons médicaux, centre de la cérémonie en forme de communion, tant on distribue avec parcimonie et rituellement une marchandise rare et de haute valeur : le médicament. Quatre ou cinq échantillons sont distribués aux infirmières diplômées et brevetées dont on prend les noms sur un carnet où ne peut figurer que l'élite de la profession paramédicale. Les aide-soignants présents reçoivent deux produits. Les hommes du service arrivent au moment de la distribution, peu réceptifs semble-t-il au discours pédagogique. Ils sont punis en ne recevant rien ou presque.

De toute part fusent des déclarations de troubles en rapport avec l'exposé :

« Vous êtes souvent anémiée ?

– Oui, oui, c'est même ça que j'avais avant », répond une aide-soignante. Une autre ajoute dépitée puisqu'il n'y a plus rien :

« Je vais acheter ça à ma petite sœur pour voir. »

Pour calmer ceux qui n'ont rien reçu, la distribution se poursuit par des autocollants et de luxueuses brochures publicitaires. « Il n'y a pas de stylos Bic. »

Pour mettre un terme à cette manne pharmaceutique, au demeurant fort modeste en volume, mais riche en symboles, et confirmer la chaleur factice de ce rapport complice de père et d'enfants qui a été mis en scène, le visiteur médical sonne l'heure du retour à la réalité : « Je ne peux donner que ce que j'ai, mesdames. On verra la prochaine fois. »

Un agent d'entretien demande timidement un autocollant car il n'a rien reçu. Il se fait rabrouer par le visiteur qui lui répond : « Oh ! Vous avez suivi ça de loin. »

Ce discours pseudomédical ne s'adresse en effet qu'à ceux qui ont pour noble tâche de faire acheter les spécialités de ce laboratoire, c'est-à-dire « des vrais professionnels », dont la journée sera plus légère, les prestations plus distraites qu'à l'accoutumée, la pensée flottante entre le rêve d'être médecin et les supputations sur les retombées de prestige ou d'argent dont les échantillons reçus seront le support auprès des amis, parents ou voisins.

Ainsi fonctionnent les visiteurs médicaux dans les pays promis à « la santé pour tous en l'an 2000 ». Ils se comportent pour la plupart comme ces charlatans, vendeurs d'élixirs de jouvence qui, dans les westerns, écument l'Ouest américain.

Aujourd'hui en mai 1981, le réchaud du service du rez-de-chaussée est en panne et l'infirmière de service vient stériliser les instruments dans la salle de garde : « On souffre, on se débrouille », dit-elle. La conversation roule, animée, sur les gardes-malades (personne qui accompagnent les malades) qui se plaignent, sont exigeants. « On est de garde ils comprennent pas. Ils sont toujours en train de vous déranger », dit une aide-soignante. Une perfusion urgente est mise en place sur une natte dans la galerie car il n'y a pas de lit inoccupé.

Marcelline, aide-soignante, de retour d'un long congé, fait allusion au salaire qu'elle touchait lorsqu'elle était infirmière dans une grande entreprise privée : « J'ai tenu cinq mois mais c'était trop dur, même avec le salaire. Je préfère la sécurité. »

Jeanine (aide-soignante) a la grippe aujourd'hui et elle manifeste sa mauvaise humeur par le ton moralisateur des intermédiaires bureaucratiques qui sont là, mais aimeraient bien être ailleurs. « Je vous ai déjà expliqué. Il faut vous répéter dix fois », dit-elle à une malade qui s'est présentée dans la salle de garde, ce haut lieu d'agressivité à l'égard des malades à cause de l'accès ouvert permanent, sans aucune canalisation des demandes.

Dans les salles, le discours des infirmières est toujours ferme mais beaucoup plus courtois. Ainsi Corinne, infirmière brevetée, se présente solide et calme devant les malades. Elle échange peu de mots mais travaille sans brutalité, avec une ferme efficacité où ne perce pas l'hostilité à l'égard des malades observée continuellement en salle de garde. C'est lorsqu'il apparaît que la salle de garde n'est pas « protégée » contre les malades que les réactions sont les plus vives. Hors des obligations quotidiennes (médicaments, température, visite), l'accès aux salles résulte d'une demande qui dérange dans le repli que constitue la salle de garde. Une forte résistance s'exprime à l'égard de tout appel ponctuel ou fortuit.

Une femme âgée est décédée à l'aube. Après de multiples tergiversations, son corps est emmené à la morgue vers onze heures trente par deux agents d'entretien qui ont revêtu leur blouse pour la circonstance. Ils demanderont tout à l'heure des explications sur l'usage des médicaments trouvés sur la table de nuit de la malade décédée et les feront marquer sur le cahier.

Bertrand est sollicité pour une perfusion et le flacon lui est remis par le fils de la malade. Après avoir regardé le produit comme s'il s'agissait d'un corps inconnu, il s'aperçoit qu'il n'y a pas d'échappatoire possible et n'ose pas renvoyer le demandeur en le traitant d'intrus. Bertrand méprise son emploi comme il l'a expliqué et consécutivement il ne peut que mépriser les malades.

« Ces gens-là m'emmerdent », s'écrie une aide-soignante à bout de nerfs en parlant des malades.

Hors du perpétuel retour de la question des gardes, que l'infirmière-major, malgré son autorité, a dû faire arbitrer par le médecin du service, la conversation roule fréquemment sur la santé à l'extérieur de l'hôpital.

Convaincus d'être des « pauvres parmi les pauvres », les infirmiers du service manifestent un mépris clair pour le statut social des malades. S'ils fréquentent cet hôpital, c'est parce qu'ils n'ont pas les moyens d'aller à la clinique Soppo (polyclinique privée) où une importante caution est réclamée à chaque entrée. Envisagée de la salle de garde de l'hôpital public, la clinique est un havre de paix et de dignité. « C'est quand même mieux là-bas. Ils ont un peu les moyens, c'est chic », dit-on. Indignité d'être ici, distinction d'être là-bas, on verra que les malades partagent les mêmes représentations.

La connivence entre professionnels s'appuie parfois sur la dérision à l'égard des malades, qui « ne comprennent rien ». « Ils veulent toujours la radio, ceux de l'Ouest, surtout. On voit à la radio... Après, ils disent, c'est de la sorcellerie. » Un grand éclat de rire parcourt le groupe d'infirmiers réunis. Pourtant la conversation roule parfois sur les vertus de la médecine traditionnelle, à propos de laquelle s'exprime une grande ambivalence.

Informés en partie des itinéraires thérapeutiques des patients hospitalisés, les infirmiers de l'hôpital présentent celui-ci comme un recours peu valorisé, où travaillent des agents mal appréciés. Au courant mieux que quiconque du manque de moyens disponibles, ils sont amenés à affirmer une efficacité thérapeutique toujours potentielle voire virtuelle, en même temps qu'une large attente à l'égard de tous les recours autres que l'hôpital. Pour ces personnels qui savent ou croient savoir, mais ne parviennent pas à pouvoir, le recours à la clinique privée constitue un modèle positif. Affrontés à des malades pauvres et indignes, ils veulent se penser patients riches et dignes, à l'extérieur de l'hôpital.

Le recours aux traitements indigènes semble fonctionner comme une alternative à ce modèle idéal lorsqu'il n'est pas financièrement accessible. Ainsi, beaucoup d'infirmiers fréquentent les « docteurs indigènes » à l'occasion, et ils sont prêts à partager les représentations du public à ce sujet, en établissant toutefois avec plus de précision un rapport clair entre une pathologie et une thérapeutique. C'est pourquoi, après les critiques habituelles contre les charlatans, les infirmières semblent considérer les traitements indigènes comme moins infâmants que leur propre hôpital.

Plusieurs entretiens ont été réalisés lors des gardes où règne le calme et où les infirmières s'ennuient malgré les visites de parents ou d'amis, ou la présence de leurs petits enfants qui passent parfois la nuit avec leur mère. La nervosité chronique a largement disparu faisant place à une sorte de fatalisme.

A la base de la hiérarchie dont on a vu l'importance, deux agents d'entretien s'occupent à divers travaux : corvée d'eau lors des coupures d'eau, découpe de la gaze pour pansements.

Marcel était conducteur de presse d'imprimerie jusqu'en 1976, date de son entrée à Laquintinie. Ses études agricoles interrompues, faute d'argent, il évoque les médecins avec qui il a travaillé en soulignant la confiance dont il était l'objet, les actes qui lui étaient confiés, sa volonté d'apprendre qui ne débouche sur aucune perspective professionnelle. Maintenant il s'occupe de canaliser les patients qui attendent une consultation. Il accomplit cette tâche avec une autorité bienveillante, s'érigeant parfois en commentateur des prescriptions, orientant les malades dans l'hôpital. Toujours ponctuel, il se plaint rarement. Il se risque parfois à placer des perfusions et reçoit l'aide d'une infirmière lorsqu'il ne trouve pas la veine. Il se rend parfois à l'extérieur pour acheter des médicaments à des malades sans famille.

Germain est lui aussi actif. Il est entré à l'hôpital en 1976. Auparavant il était tailleur. En anglais et en pidgin, il souligne son incapacité financière pour subvenir aux besoins de ses six enfants, ou aider ses frères. Dépourvu de prétentions, il exprime la honte discrète non seulement de ne tirer aucun prestige de cet emploi, mais surtout d'être incapable du minimum de prestations sociales susceptibles d'établir sa modeste dignité.

Un troisième personnage sans statut fait les nettoyages les plus durs : poubelles, toilettes. C'est un malade mental bénévole qui dort et prend ses repas dans le fond du pavillon. Présenté comme ne comprenant rien, il est néanmoins fort efficace sous sa figure d'idiot de village bienfaisant.

Des malades âgés font parfois leurs besoins à la porte des toilettes et il s'emploie imperturbablement à nettoyer le coin des sanitaires dont l'hygiène est désastreuse et d'où se dégage parfois une mauvaise odeur qui envahit la salle voisine.

Entamée avec un médecin, la description de ce service prend fin avec un gentil fou qui s'évada à son tour en 1982 de cette étrange planète qu'on peut tenter de caractériser avant d'entendre les malades.

*

* *

Le ton devient plus dur dès que les infirmières s'adressent aux malades ou à leurs parents comme si là se traquait un ennemi potentiel. Dès lors toute demande de service devient une agression qui se résoud dans l'agressivité, ou le congé de maladie, car être malade c'est revendiquer une dignité, faire qu'on s'occupe de vous.

Entre le médecin et les malades, les infirmières interviennent comme intermédiaires commentateurs. Plus précisément, l'infirmier est à la fois un intermédiaire avec le médecin mais aussi un intermédiaire avec le médicament. Si le médecin diagnostique, l'infirmier explique l'ordonnance et possède une connaissance propre. Le commentaire de la prescription pour la famille des malades est la principale légitimité revendiquée par les infirmiers de rang supérieur. Dépourvus de moyens de traitement propres, ils sont réduits à des prestations intermédiaires, face à des malades qualifiés pour la plupart d'indigents ou d'ignorants. Il y a des classes de malades dans l'hôpital et des hôpitaux de classes différentes. « Ici, c'est le plus bas », dit-on. Tous les infirmiers s'accordent à penser que : « Avant c'était mieux. »

Les rapports hiérarchiques, quoique discrets, sont nets dans le travail : les stagiaires et les agents d'entretien font les basses besognes. Les infirmières diplômées et brevetées sont plus proches du médecin et de ses prescriptions. De plus, on observe que chaque catégorie de personnel tente de se constituer un pouvoir à la mesure des connaissances qu'elle affirme.

Chacun, à son niveau, tente de fonctionner comme savant, ou détenteur d'un morceau de savoir, réconforté par les épisodiques visiteurs médicaux. Un agent d'entretien règne en maître sur l'entrée de la consultation et invite les malades à suivre la prescription comme s'il en était le rédacteur. Le même rôle est joué par des aides-soignantes devant un parent ou un proche, sous la forme d'une mise en scène de maîtrise, d'un savoir, qui affirment une dignité contestée, une compétence mise en doute. Les infirmières brevetées agissent de même avec les aides-soignants, qui agissent de même avec les agents d'entretien. Le cahier de garde fait le bilan chaque nuit et note : « Pas de morts. Un entrant. Pas d'évadés. ». Ces vocables carcéraux illustrent bien les catégories institutionnelles de malades pour les infirmiers, car le médecin ne parle guère d'évasion, mais de traitement interrompu. Les infirmiers semblent à un certain point fuir leur responsabilité, leur métier. L'évasion des malades est vécue comme le signe de l'absence de maîtrise généralisée. Pour les infirmiers, prisonniers de l'hôpital comme les malades le sont de leur maladie, l'incapacité de redistribuer quoique ce soit est violemment ressentie comme une infamie, liée à un emploi dépourvu de prestige, donc sans valeur sociale. Cet emploi est dès lors subi comme un mauvais destin et une punition dont il faut s'échapper dans l'imaginaire, ou, en pratique, par une mauvaise volonté systématique à l'égard des malades dont la présence apparaît quasiment inopportune et les besoins déplacés.

« Pas de morts. Pas d'évadés. Mais trop de travail », dit le registre de garde.

*
* *

Convaincus d'être agressés, les infirmiers doivent se protéger des malades qui leur rappellent sans cesse leur raison sociale et les limites institutionnelles de leur prétention à la dignité professionnelle et à l'efficacité.

Comment ces personnes dont l'existence est quotidiennement refoulée hors de la salle de garde des infirmiers, qui ne payent que 325 francs CFA (6,50 francs français) par jour ou même rien, se représentent-elles leur position dans la maladie, dans l'hôpital, dans la société ?

Les malades n'existent pas sans « garde-malade » pour les nourrir et acheter des médicaments. En l'absence d'achat des médicaments la chaîne thérapeutique est bloquée et l'hôpital devient un hospice ou un mouroir, réputation qu'il a dans la ville, particulièrement dans ce service où les vieillards et les chroniques sont nombreux.

Les malades qui entrent de nuit en urgence et les agités reçoivent des sédatifs. L'infirmier est parfois amené à poser un début de diagnostic et à administrer un médicament dont il dispose éventuellement dans la petite pharmacie de la salle de garde. Cette procédure nocturne, exceptionnelle, et d'attente, est remplacée le lendemain par le cycle prescription-achat-traitement déjà évoqué. Elle permet néanmoins à beaucoup de malades d'affirmer que les médicaments existent mais qu'on refuse de les distribuer malgré la pauvreté de la population qui fréquente l'hôpital. Intermédiaires obligés dans la mise en œuvre des prescriptions médicales, les infirmiers sont désignés comme auteurs d'une rétention collective de médicaments, d'un vaste détournement organisé « sur le dos » des malades. Prenant appui sur la représentation maintes fois évoquée d'un âge d'or de la médecine coloniale où « il y avait des médicaments », une sorte de « cargo cult » thérapeutique ou de « retour du Blanc » se constitue, où, en amont des malades dans le besoin, quelque part entre la pharmacie centrale de la capitale remplie de spécialités importées et le public auquel elles sont destinées, les médicaments seraient capturés, volés. L'accusation se porte alors sur les seuls intermédiaires identifiés et identifiables, les infirmiers, manipulateurs de prescriptions. La plupart des malades alités dans ce service n'ont pas le loisir de formuler ces accusations qui sont fréquemment exprimées par leur entourage.

La famille qui entoure le malade se relaie à son chevet et l'un des membres couche fréquemment dans la galerie sur une natte, particulièrement s'il n'y a pas de parents où loger en ville.

Les « gardes-malades » ont un rôle important car ils suppléent aux carences de l'hôpital en matière de médicaments et de nourriture. Jusqu'à une date récente, des repas très modestes étaient assurés, spécialement pour les indigents qui étaient les seuls à les consommer. Selon une rumeur répétée dans l'hôpital, la fuite de l'économe avec la caisse, aurait interrompu cette prestation, qui, quoique médiocre, assurait un minimum de survie. Quelle qu'en soit la cause, cette interruption amène les malades à compter sur leur famille ou sur eux-mêmes lorsqu'ils sont seuls, ou sur la générosité de leur voisin de lit. Des marchands passent dans les chambres pour offrir des fruits et autres friandises, tandis que quelques artisans photographes armés de Polaroïd proposent des clichés de famille pour fixer le souvenir de cette aventure hospitalière, toute la famille étant réunie autour de l'aïeule.

Contrairement à la légende coloniale et banale selon laquelle les « Africains » auraient tendance à tout transformer en affaire familiale et à changer l'ordre hospitalier en désordre grégaire, les gardes-malades présents dans l'hôpital sont relativement discrets, efficaces pour leurs parents alités et vitaux pour la plupart d'entre eux, en terme de survie. En l'occurrence, c'est plutôt le désordre hospitalier qui rend nécessaire leur présence. Dans le cas du service observé, la fonction d'assistance familiale paraît tout autant répondre à une nécessité vitale qu'à une pratique coutumière. Au demeurant, la solitude dans le dénuement dont certains malades offrent l'image, ne peut guère être présentée comme un progrès culturel. Elle permet juste de constater la rupture de certaines solidarités en milieu urbain sans que d'autres formes de solidarité soient mises en place efficacement.

Un bon nombre des malades qui arrivent dans ce service sont dans un état grave et sont passés par plusieurs recours antérieurs : tradipraticien, clinique privée, autre hôpital public. L'hôpital draine en particulier tous les cas chroniques de la région, les hypertendus et des maladies de surcharge comme le diabète.

Certains patients présentent plusieurs affections et justifient leur présence ici en fin de parcours en déclarant : « Comme je n'avais pas d'argent, je suis venu ici. » La durée de leur séjour à l'hôpital s'établit à trois semaines en moyenne. Prévenus des conditions très mauvaises qu'ils rencontreront à l'hôpital, les malades attendent une évolution positive liée à la capacité des médecins et aux moyens techniques d'investigation disponibles.

Le recours à la médecine « indigène » est fréquemment mentionné. Il se situe soit avant l'hospitalisation, pour beaucoup de malades venant de la campagne, soit après un séjour sans succès à l'hôpital, en particulier lorsqu'un diagnostic précis n'a pu être posé (maladies dites sournoises ou spécifiques).

Les opinions concernant l'hôpital sont extrêmement répétitives et tous les malades s'accordent sur les avantages et les inconvénients observés. Parmi les qualités de cet hôpital, la valeur du médecin ou des médecins est toujours la plus citée.

« L'hôpital Laquintinie est le plus grand hôpital de Douala. Les docteurs sont bons et il y a tous les appareils que les cliniques n'ont pas » affirme-t-on.

Gentil, bon, accueillant, compétent, rendant des visites fréquentes, généreux, tels sont les qualificatifs appliqués à la figure du médecin. Il paraît l'objet d'une grande confiance et aucun discours négatif n'est proféré à son égard.

« Il y a tout ici », dit-on à propos des appareils « qu'on ne trouve pas dans les cliniques. » C'est ainsi que les malades expriment la valeur positive attribuée aux équipements techniques de l'hôpital. Socialement défavorisés pour fréquenter un hôpital de mauvaise réputation, l'alibi technologique évoqué constitue ainsi un autre point d'appui positif pour les malades, à côté de l'image du médecin.

L'argument technologique invoqué est ici envisagé en termes symboliques plus que réels, car une partie du matériel est parfois en état de dysfonctionnement à la suite de défauts de maintenance consécutifs à un usage intensif.

L'opinion favorable dont les médecins semblent l'objet est donc considérée ici comme un pôle positif des représentations des patients. « Bons docteurs, bons soins, appareils, le plus grand hôpital », tels sont les points sur lesquels se bâtit l'image positive de l'hôpital ; l'aération et la propreté apparaissant comme des ersatz qui sont l'objet de discours radicalement opposés chez les mêmes patients, ce qui n'est pas indifférent et souligne l'existence d'une dialectique entre des représentations contradictoires. A l'inverse, ce sont tous les sujets d'insatisfaction des malades sur lesquels s'articulent les représentations négatives dont l'hôpital est l'objet.

Sanitaires malpropres, absence de chaises pour les visiteurs, saleté, participation au nettoyage, absence de nourriture fournie, vente de médicaments et vols de médicaments, lits fragiles et durs, promiscuité et bruit, telle est la liste des plaintes des malades concernant l'hôpital.

Des protestations régulières visent la corvée de nettoyage imposée aux malades qui doivent acheter du pétrole pour nettoyer les sols des salles communes. Inaugurée en 1982, cette initiative est à la fois impopulaire et malodorante. Elle révèle surtout chez les malades le souhait d'être « servis » par les agents de l'État que sont les infirmiers et leur vif refus d'une « cotisation pour acheter du pétrole ». « On dit que l'hôpital est public et vous devez tout acheter jusqu'à l'alcool, le coton et le thermomètre », s'indigne un malade.

Les infirmières sont jugées peu accueillantes, arrogantes, elles « fauchent » les médicaments, « grondent » les malades, « se fichent » des malades, leur font « honte ». C'est sur elles que se cristallisent les reproches les plus vifs en termes de rapports humains d'une part, et plus précisément, à propos du vol et de la vente des médicaments qui constituent l'armature des critiques.

L'argent occupe une place centrale dans toutes ces accusations car il représente le statut des malades : « Si tu as de l'argent, on peut t'aider, sinon tu peux souffrir ou mourir », résume une patiente. Lorsque la souffrance et la pauvreté se conjuguent, l'hôpital devient le lieu d'une exclusion sociale intolérable contre laquelle s'élèvent toutes les protestations. Un malade affirme : « Je suis pauvre, mais mieux vaut mourir ailleurs. » Un autre ajoute : « Au lieu de souffrir parce qu'on est pauvre, vaudrait mieux mourir ailleurs. »

A ce grondement de révolte, seul échappe le docteur puisque même « les infirmières sont gentilles à travers les docteurs. Sinon elles fauchent les médicaments ». Ainsi, la protestation de devoir payer ses médicaments ou le pétrole semble autant provenir d'un refus de coopérer ou d'une volonté de prise en charge que de l'aveu auquel elle oblige les malades pauvres d'admettre deux fois leur pauvreté. Elle est affirmée une première fois lorsqu'ils fréquentent un tel lieu ; elle est réaffirmée lorsqu'ils sont contraints de discuter le montant des ordonnances et souvent de les réduire. Aspirant à oublier un moment leur statut, les malades y sont renvoyés et ce sont les infirmiers qui s'y emploient.

A l'opposé de ces représentations, les cliniques privées sont présentées comme un havre de dignité. Vous êtes bien « reçu », bien « encadré », bien « servi » et le personnel est accueillant. Reconnaissance de votre dignité sociale plutôt que prise en charge réussie car il faut payer, c'est bien le statut social du malade qui est en question dans ces rapports en forme d'affrontement.

Cette liste accablante alimente l'image négative. La propreté s'est pourtant notablement améliorée entre 1981 et 1983. Le début des travaux d'assainissement a été l'occasion d'entamer une campagne de peinture et de propreté que rappellent des affiches demandant la collaboration des malades. Moutons et tas d'ordure ont disparu et les salles sont nettoyées chaque jour au pétrole par les malades ou leur famille, ce qui provoque une vive insatisfaction, car il s'agit d'une collaboration forcée qui pallie à une déficience du personnel hospitalier. Seules les toilettes sont encore dans un état de grande malpropreté. Beaucoup d'anciens malades notent ces progrès généraux dans l'hôpital, et particulièrement dans le service, mais toutes ces remarques critiques portent surtout sur des insuffisances matérielles de confort. Elles sont fréquemment exprimées mais ne déclenchent pas la vivacité de réactions que provoquent les points de vue exprimés sur le personnel paramédical.

Pour les patients et leur famille, la notion de « personnel » n'inclut pas le médecin qui, comme l'hôpital, est une figure institutionnelle dans les représentations des patients. C'est pourquoi le discours concernant les médecins a été envisagé précédemment. Personnel signifie exécutant, médecin veut dire instance de pouvoir. Les pratiques des infirmiers sont au contraire un élément très concret et prosaïque de la vie quotidienne, et leurs comportements sont l'objet de critiques de même nature que le constat de l'absence de chaises, mais avec une vigueur décuplée qui accède à la violence.

Les critiques à l'égard des infirmières et des infirmiers se présentent comme un fleuve orageux où se mêlent des constats d'insuffisance et des accusations qui à force d'être répétées prennent la forme d'un procès. Un certain nombre de patients mentionnent « l'accueil chaleureux », ou « la gentillesse des infirmières parfois ». Transformation imaginaire d'une réalité passablement moins radieuse, ou crainte devant un entretien vécu comme répressif dans un univers répressif ; la plupart de ces malades s'engagent, dans les minutes ou les jours qui suivent ces affirmations, dans une série de critiques vives concernant les infirmiers.

Ces arguments placés bout à bout et tous ces discours sont un tir convergent en direction des paramédicaux qui n'en ignorent pas la teneur. Des insuffisances ponctuelles répétées deviennent le corps du procès de toute une catégorie de personnels, érigés en boucs émissaires à partir de deux constats, qui sont le refus de service, la vente ou le vol de médicaments.

Au-delà de leur propre itinéraire, de l'institution hospitalière, des personnels, les malades expriment un certain nombre de représentations concernant l'État gestionnaire de la santé publique. Ces discours portent sur la gratuité des médicaments dans le secteur public. Beaucoup de patients mettent en avant leur pauvreté pour justifier le besoin de meilleures prestations du service public. Etre à l'hôpital c'est être pauvre et avoir droit à une aide de l'État (« aider les pauvres comme nous qui mourrons »).

Cette vision caritative semble largement héritée de l'époque coloniale durant laquelle la santé publique était une institution militaire et religieuse. Certains « pauvres » d'aujourd'hui gardent la nostalgie de cet âge d'or où avec vigueur, mais dans une certaine justice, les soins étaient distribués sans que doive s'inscrire publiquement le statut social des malades. Séquelle coloniale en termes de représentations, cette conception laisse place à l'affirmation progressive et hésitante d'un droit à recevoir certaines prestations de la part de l'État (2).

Dans l'optique de citoyens et de contribuables plusieurs malades revendiquent la redistribution étatique comme pendant au travail qu'ils produisent dans la société. Plus fréquemment, la gratuité est jugée infamante par certains patients qui y voient un leurre, posant une équation entre la gratuité et les brimades évoquées. D'autres manifestent un franc scepticisme et considèrent la gratuité comme incompatible avec une médecine de qualité.

Par rapport au précédent dispensaire la revendication de dignité chez les malades hospitalisés est beaucoup plus forte, avec pour conséquence, chez une part d'entre eux, le refus d'une « médecine des pauvres » qui serait infamante. A mesure qu'augmente la gravité, les malades exigent une considération accrue. Le caractère public de l'hôpital semble être une garantie de qualité au niveau des médecins et des techniques employées. Le désordre qui règne dans l'hôpital semble, dans un second temps, convaincre les malades que mieux vaut être servi par soi-même en termes de médicaments. Confiance dans la capacité d'investigation, méfiance envers l'incapacité de gestion, telles semblent être implicitement les limites du secteur public tracées par les malades.

*
* *

(2) Sur cette question on pourra se reporter à notre article : « Demande d'assistance et droit de protection : insécurité sociale et stratégies sanitaires au Cameroun. » *Sciences sociales et Santé*, vol. II, n° 3-4, octobre 1984.

Les multiples références des infirmiers au service du « haut standing » présenté comme milieu socio-professionnel plus satisfaisant, le discours des malades concernant le secteur privé, nous ont incités à réaliser une brève enquête comparative dans le « haut standing » du même hôpital, qui se présente comme une clinique d'une quarantaine de lits.

Résumons brièvement les principales observations résultant de cette comparaison. La présence de chambres individuelles ou à deux lits supprime toute promiscuité et le grouillement hospitalier se transforme en calme, à cent mètres de distance. Les malades hospitalisés sont, pour la plupart, pris en charge par leur entreprise et l'on relève beaucoup de maladies de surcharge. Les climatiseurs prévus, mais absents, sont remplacés dans ces chambres, propres mais nues, par les ventilateurs des patients. Selon le médecin, la plupart des patients restent pendant la durée de leur prise en charge, environ trois semaines.

Dans ce contexte, la figure du médecin s'oppose toujours positivement à celles des infirmiers. Bénéficiant d'une part du confort des cliniques, mais installés à l'intérieur de l'hôpital, les patients se plaignent d'insuffisances telles que des fuites d'eau dans les chambres. Reste néanmoins l'intimité qu'ils apprécient et un service de repas « très mal préparés ».

Projection de l'accès à un statut social supérieur, ou volonté d'inscrire un statut social plus élevé que celui des malades du pavillon voisin, la plupart des patients du « haut standing » sont pris en charge par leur entreprise et quittent l'hôpital dès la fin de ce « congé payé ». Déçus par les conditions d'hébergement, suivis par un médecin expatrié valorisé, ils ont bénéficié des mêmes prestations sanitaires, administrées hors de la promiscuité des salles communes.

Dans le contexte local, ils ont évité l'infamie sans accéder à la distinction d'un recours thérapeutique réellement prestigieux.

*

* *

Pour les infirmiers, comme pour les malades, l'hôpital Laquintinie se présente comme un univers de contraintes carcérales où l'on souhaite rester le moins de temps possible, et dont il faut s'évader à l'occasion, soit dans l'imaginaire soit dans la réalité. Fondées sur une dichotomie entre les « bons docteurs » et les « mauvais infirmiers », les représentations des malades désignent les paramédicaux comme responsables du mauvais fonctionnement de l'institution. Ceux-ci, attachés à un emploi qu'ils méprisent, vivent cette activité professionnelle comme une punition permanente très proche de l'infortune que connaissent les patients dans la maladie.

Enfermés les uns et les autres dans ces positions, prisonniers de l'institution, les infirmiers déchargent leur frustration par une agressivité permanente à l'égard des malades qui se sentent en état d'insécurité, de rancœur, puis de peur qui parfois devient panique. Dans cet univers où les infirmiers sont les gardiens des malades et où ces derniers sont des témoins critiques des premiers, tout le monde cherche à fuir dans une vaste entreprise d'évasion collective, vers la promotion sociale pour les uns, vers la consommation accélérée de recours thérapeutiques pour les autres, mais tous avides d'une considération et d'un respect que leur refuse l'hôpital comme soignants aussi bien que comme soignés.

Accoucher dans la dignité : un centre de santé rural

« A cette époque-là, les faubourgs n'avaient pas encore totalement perdu le souvenir des mœurs de la colonisation, grande dispensatrice de soins médicaux, à défaut d'autre chose, égalitaire dans l'accueil des patients. Ce n'était pas encore la tradition de s'entendre accabler de lazzis, dès qu'on confiait qu'on allait chercher des soins à l'hôpital de la ville. »

Mongo BETI, *op. cit.*, p. 156.

Les deux formations de Douala présentées, révèlent des difficultés dont une part peut être attribuée à la croissance urbaine d'une ville d'un million d'habitants. C'est pourquoi, il a paru opportun de mener des observations analogues dans deux formations rurales situées dans la région anglophone du Sud-Ouest du Cameroun.

Le Centre de santé de M. (Health center), est situé à environ vingt-cinq kilomètres de Douala, à proximité des palmeraies de la CDC (Cameroon Devlopment Company), ex compagnie coloniale britannique. Installé en bordure d'un important village, centre d'un marché hebdomadaire qui attire de nombreux commerçants, le dispensaire se double d'une maternité active, bien que d'une capacité limitée. Largement ouvert sur l'estuaire du Wouri et ses nombreux ilôts de pêcheurs émigrés du Nigeria voisin, le village de M. vit principalement de la pêche, du commerce avec le Nigeria et de l'agriculture privée ou d'emplois salariés sur les plantations de la CDC. La ville de Tiko regroupe les services administratifs dans cette région, où la population immigrée d'origine nigérianne est nombreuse, particulièrement adonnée à la pêche et à la vente du poisson séché.

Malgré la proximité de Douala, la région est largement tournée vers Tiko et Limbé (ex Victoria) et le Nigeria, pour des raisons historiques, culturelles et commerciales. La densité est faible dans cette zone où les grandes plantations commerciales viennent s'échouer aux limites de la mangrove de l'estuaire du fleuve. Les villages de travailleurs et de cultivateurs sont largement espacés et difficiles d'accès, malgré le grand nombre de bicyclettes en usage.

Le bâtiment qui abrite la maternité et le dispensaire date d'une vingtaine d'années et son style est symptomatique des petites formations édifiées à la fin de l'époque coloniale, très ouvertes avec leurs galeries où attend le public. Le dispensaire occupe deux pièces sur la face avant de l'édifice avec sa véranda. Tout le reste du bâtiment est consacré à la maternité en trois salles : consultation pré ou post-natale, salle des accouchements, maternité avec six lits. A l'arrière et à l'écart du bâtiment se situent les sanitaires et la cuisine. C'est là que les patients peuvent faire leur toilette, leur lessive, cuire leurs repas. Le réservoir d'eau en dur n'a jamais fonctionné, le creusement du puits qui devait l'alimenter ayant été interrompu faute de crédits suffisants. Aux abords du dispensaire résident les sages-femmes et deux autres membres du personnel, dans des maisons voisines. Huit personnes sont employées dans cette formation : deux sages-femmes, un aide-soignant chargé des consultations hors maternité, un officier sanitaire, un jardinier, trois agents d'entretien, soit quatre personnes qualifiées sur huit. Le fonctionnement de la maternité est bien séparé de celui du dispensaire. Celui-ci occupe un aide-soignant et son aide pour un travail extrêmement léger de consultations et de petite chirurgie.

A raison de quatre à cinq patients par jour, Pierre (aide-soignant) travaille à un rythme extrêmement lent pour un très faible nombre de patients. Parmi les actes qu'il pratique, les pansements sont fréquents et représentent plus de la moitié de ses prestations. La véranda qui précède la consultation est un lieu très ouvert où l'on devise à deux ou trois, (un ou deux patients, un agent d'entretien et le jardinier). Les bancs qui permettraient d'accueillir vingt personnes n'en reçoivent jamais plus de quatre ou cinq.

Travaillant avec componction, Pierre est d'une lenteur exceptionnelle, tant pour recevoir les malades qui attendent au moins trente minutes sans jamais protester, que pour la consultation qui dure facilement le même temps. Cette durée compense en partie le manque de matériel et de médicaments, le nombre limité des patients et le caractère bénin des maux dont ils souffrent le plus souvent. La prescription mentionne en général des fortifiants, des pommades pour lésions locales. Les cas sérieux, c'est-à-dire ceux qui supposent un diagnostic, sont adressés à l'hôpital de Tiko.

Les moyens dont dispose Pierre sont extrêmement limités. Dépourvu à mi-temps d'antibiotiques et de vitamines, insuffisamment approvisionné en aspirine et nivaquine, il garde un petit stock de produits périmés sans les utiliser. La plupart du temps il « s'arrange » avec un peu de mercurochrome et d'alcool et meuble une partie de son oisiveté en découpant des bandes de gaze pour les pansements.

Désolé qu'il y ait peu de patients car il y a peu à leur offrir il dirige tous les cas sérieux, sur Tiko, la plupart étant déjà passé par un tradipraticien sans succès. Aucune inspection n'ayant eu lieu depuis deux ans, Pierre met un zèle pointilleux à exécuter quelques tâches mineures, tout en déplorant son isolement.

Entre la préparation des bandes de gaze, les mains qu'il se lave dix fois dans la matinée, l'inscription sur le registre, Pierre parvient à éviter le néant d'une oisiveté trop criante. Personne n'est pressé dans cette formation et l'ambiance est toujours calme. La propreté remarquable qui règne ici est entretenue chaque samedi par un nettoyage complet, d'autant plus méritoire qu'il faut aller chercher l'eau non potable à un kilomètre. C'est l'heure active des agents d'entretien qui lavent le sol, les cuvettes rétamées jusqu'à l'usure, ce matériel pauvre et en mauvais état, comme un réchaud à pétrole de 1976, ou le filtre à eau qui ne fonctionnne pas depuis plusieurs années. Pierre n'est pas très satisfait de sa position actuelle.

Dans tout l'ex-Cameroun britannique, les formations ont longtemps été gérées par les autorités locales (council) après l'indépendance et elles ont été intégrées à la santé publique tardivement. Ce changement de tutelle s'est traduit pour beaucoup d'agents par une régression catégorielle, ce que tous déplorent. Le salaire de Pierre a ainsi baissé de 50 % lors de cette intégration au dispositif national. Agent de l'État, non titulaire de la fonction publique, le loyer de son logement est toujours payé au conseil provincial. (*Council of native authorities* hérité de l'administration britannique décentralisée.) C'est dire que le lien de Pierre avec le Ministère de la Santé publique est extrêmement ténu. Dépourvu d'indemnités de transport et de logement, il hésite à changer de poste face aux risques de frais qu'il devra engager, bien qu'il souhaite travailler dans un environnement plus stimulant. Entouré « de sa femme et de son jardin », il conclut : « Je suis un peu malheureux mais je n'ai pas de regrets. J'aime encore mon métier et j'aime la propreté. Mais je suis trop seul ici. Je voudrais me battre pour monter. Le gouvernement devrait nous encourager en nous donnant les moyens sinon on perd le courage. »

A la maternité, l'ambiance est plus active, mais toujours d'un calme remarquable. Thérèse et Nora ont toutes deux quarante-cinq ans environ et sont habituées à travailler ensemble. Elle se relaient avec efficacité dans cette maternité où jour et nuit peut survenir un accouchement.

Thérèse a débuté à l'époque des cliniques mobiles qui se déplaçaient de village en village en camion. Puis elle a fait des accouchements à pied, à domicile, avant la suppression de ces méthodes de travail itinérant. C'est en 1959 que ces visites à domicile ont été supprimées au profit des maternités. Formée à la « Council Maternity » de Buéa, Thérèse y a reçu son diplôme de sage-femme. Elle déplore que l'intégration au service de la Santé publique ne se soit pas traduit par de meilleures conditions de travail en termes d'équipement et de recrutements. Le manque d'eau est ici très problématique puisqu'il faut aller la chercher à distance, mais Thérèse affirme une solide vocation malgré le dénuement général de la maternité lorsqu'elle dit : « Quand j'étais à l'école, je m'intéressais déjà à ce travail. Je voulais être utile, rendre service à ma famille, à tous les indigènes. Donc j'aime mon travail. » Son constat à propos des conditions de travail est objectif, sans amertume ni protestation.

Nora, la seconde sage-femme de la maternité, évoque avec plus de précisions les circonstances de son recrutement :

Animée de valeurs proches de celles de sa collègue, d'une même expérience et d'un égal courage, Nora s'est heurtée à des difficultés avant d'être sage-femme. Dès l'école elle souhaitait être travailleur médical mais sans argent pour financer des études secondaires, elle doit s'occuper à de petits travaux avant d'être autorisée, sur le tas, à accomplir des tests pratiques, en changeant tous les jours de village, supervisée par une sœur. Sélectionnée pour recevoir une formation au Nigeria, ses parents lui refusent l'autorisation et arrangent un mariage contre sa volonté. En 1964, elle obtient un poste d'employée aux écritures après avoir quitté son mari. « Mais je pensais toujours à la Santé », dit-elle. C'est pourquoi elle s'inscrit dans une école de formation de mission où elle passe le certificat final après trois ans. Elle parvient alors à se faire recruter par le Tiko Council. Nora regette comme sa collègue que le contrôle de l'État ne se traduise pas par un progrès des conditions de travail. Selon elle, la situation va de « mal en pis » et le nombre des patients baisse. Elle dénonce l'anarchie pharmaceutique qui règne, et ces marchands de remèdes à la sauvette venus du Nigeria qui provoquent parfois des accidents. Malgré maintes demandes répétées, des besoins connus, les autorités sanitaires ne semblent pas réagir. Ce constat n'est pas pour entamer la capacité de travail remarquable de Nora qui souhaite néanmoins travailler un jour dans une ville de la région.

Ainsi, Thérèse et Nora présentent deux discours très proches concernant leur formation, leur recrutement et le travail à la maternité. Ces deux femmes, qui s'entendent bien, se relaient efficacement et s'aident réciproquement les jours de visite pré-natale et post-natale.

Actives, dévouées, efficaces, fermes et courtoises avec les femmes, ces deux sages-femmes montrent des qualités exceptionnelles dans un environnement qui ailleurs déclenche des réactions négatives de la part des agents de santé. On peut tenter de formuler quelques hypothèses pour expliquer ce fait. Outre leurs qualités personnelles, ces deux femmes ont été formées à la médecine rurale dans des conditions difficiles qu'elles partagent avec les mères ou les femmes enceintes. Elles semblent imprégnées, avec discrétion mais avec force, d'une morale professionnelle rigoureuse peut-être héritée du sens civique des anglo-saxons où un service est un service dû à la société (duty).

Cette rigueur ne se traduit jamais par un discours réprobateur à l'égard des malades mais plutôt par une capacité réelle à partager leurs conditions de vie, leurs problèmes. Thérèse et Nora souhaitaient être sages-femmes plutôt qu'obtenir un poste prestigieux dans la Santé publique. C'est pourquoi elles ne manifestent aucune frustration, sauf parfois l'étonnement légitime d'être abandonnées à leurs seules forces parmi des patientes qui sont leurs sœurs et avec lesquelles elles n'ont pas de difficultés à communiquer. Bien que médiocrement gratifiante, elles remplissent leur fonction sans la vivre comme une punition ni punir en retour les malades.

Tous les mardis matin se tient la visite ouverte aux bébés (baby clinic). Chaque mère présente une carte et une pochette achetée cinquante francs (un franc français), où figurent les renseignements. Remplir ce questionnaire est une opération lente et parfois laborieuse car les réponses concernant la mortalité infantile et le sexe des enfants sont imprécises, voire évasives. Ces visites, en principe mensuelles, amènent donc un groupe différent de mères et d'enfants chaque semaine. En 1982, cent cinquante bébés ont été suivis. Mais selon Nora, beaucoup viennent irrégulièrement. Les données mensuelles résumées sont portées au registre et l'on compare la courbe des poids et âges à la courbe type de croissance. Ce contrôle de la croissance des enfants suivis par leur fiche permet de repérer les cas de malnutrition. Le mardi, les mères sont au nombre de quinze environ, avec vingt-cinq enfants. Moyennant cent francs (deux francs français) elles reçoivent les produits distribués par l'USAID, qui sont étalés sur la moitié de la salle de consultations. Ici, un enfant reçoit deux kilos de lait en poudre, quatre boîtes de farine de maïs, et un tiers de litre d'huile de soja de l'Alliance pour le Progrès (U.S.A.). L'attrait de ces distributions est vif auprès des mères pour lesquelles il constitue un mobile égal à la santé des enfants et une incitation. Lorsque, faute de stock, la distribution est interrompue pour quelques semaines, la fréquentation de la consultation infantile baisse sensiblement. Les mères sont explicites sur ce point :

> « J'aime amener mon enfant parce qu'il est bien traité et je prends de la nourriture et de l'huile. This clinic is a food clinic... » « J'aime venir ici car je reçois de la nourriture et de l'huile de la clinique et après ça lorsque l'infirmière regarde le pourcentage du sang de mon enfant, il est bien. »

Le lundi a lieu la visite pré-natale (mother clinic) qui amène en moyenne une vingtaine de femmes enceintes, fichées et suivies à l'aide de quelques analyses et de données gynécologiques consignées.

Lorsque le travail d'une parturiente est engagé, la consultation est interrompue ou tenue par une seule sage-femme. Sauf accouchement difficile, jamais la moindre mauvaise humeur ne semble se manifester dans ces moments-là, où il faut être à la fois dans la salle de travail et à la consultation. Les mères en attente, elles-mêmes, semblent pour la plupart imperturbables et il est exceptionnel d'entendre une protestation.

Les jours de marché, la fréquentation est très faible, et deux ou trois membres du personnel peuvent se rendre au marché sans que cela pose un problème de service ; les infirmiers étant ici largement présents lorsqu'il faut l'être et se permettant de ne pas l'être, d'un commun accord, lorsque leur présence est superflue. Dans ces conditions, le poste de travail n'est pas vécu comme un enfermement.

Adèle a trente ans. Elle est catholique et originaire de la région de Yaoundé. C'est elle qui est chargée de l'entretien de la maternité. Depuis huit années qu'elle travaille ici elle n'a vu aucun changement :

> « J'aime mon travail, mais la fourniture d'eau est très difficile. Il n'y a que moi dans la section maternité pour aller chercher l'eau potable. J'y vais une fois par jour dans la matinée. Pour aller et revenir, cela peut me prendre deux heures. Je ne vais pas aux pompes du village car cette eau n'est pas bonne à boire... J'ai été recrutée par le "council". Maintenant que le centre est contrôlé par le gouvernement,

rien n'a changé à mon niveau : mon travail le même, ma paye la même. On sait qu'après deux ans on change d'échelon. C'est tout. Il faut toujours porter sur la tête la lessiveuse d'eau à boire, tous les jours. Je fais le lavage et l'eau à proximité serait bien utile. »

Robert, agent d'entretien (ward servant), travaille ici depuis neuf ans, après avoir été employé comme manutentionnaire à la C.D.C. Recruté par le « council », il critique le statut de « state agent » et voudrait être intégré à la fonction publique, pour les avantages multiples dont il pourrait jouir. C'est lui qui fait consciencieusement l'entretien du dispensaire, bien que cette charge ne l'occupe pas beaucoup vue l'exiguïté des lieux et le peu de matériel à nettoyer. Il fait parfois quelques pansements. Son souhait est d'être transféré dans son village car il n'apprécie pas les immigrés nigérians. Le « council » était, selon lui, un meilleur employeur car il prenait en charge les maladies du personnel, ce qui n'est plus le cas.

Originaire de la région de Bamenda, âgé de cinquante ans environ, Sam, jardinier, est arrivé ici en 1975. Auparavant il avait travaillé sur les plantations au Nigeria, à Buea, et avait été jardinier à la CDC. Membre de la Croix Rouge nationale du Cameroun, cette appartenance est mise en avant dans l'obtention de ce travail. « J'aime ce travail. Il faut être propre et je n'aime pas vivre dans la saleté. » dit-il.

Comme beaucoup de ses collègues, il préférerait travailler dans son village, dans lequel il n'est pas allé depuis trois ans. Son travail est peu absorbant mais il est préposé à la distribution d'huile à la consultation infantile chaque semaine, et il se livre à cette tâche avec une autorité et une évidente satisfaction.

Otto est officier sanitaire et à ce titre, il contrôle le marché local et l'état sanitaire des villages environnants. Bon an mal an, il distribue une trentaine de contraventions pour nuisances, dans vingt-six villages.

Otto est un orateur né et cette disposition lui est fort utile dans son travail d'éducation sanitaire. Animé d'un dynamisme digne d'un apostolat, son discours révèle des sentiments positifs à l'égard de son activité et des sentiments plus ambigus sinon négatifs à l'égard de son emploi. Comme il l'affirme, il aime son travail et se sent motivé pour promouvoir le développement sanitaire de la région. Il était le premier officier sanitaire à travailler au plan d'adduction d'eau de Mutengene, après avoir suivi les séminaires du Ministère de la Santé et de l'UNICEF. Pour lui promotion sociale et promotion individuelle doivent aller de pair.

Il se considère comme un véritable agent de développement et c'est pourquoi il ne comprend pas le peu de moyens qui sont mis à sa disposition. Légitimement convaincu de l'utilité de sa tâche, il ne dispose d'aucun véhicule pour couvrir vingt-six villages et s'écrie : « Dans cette région, jusqu'à maintenant, je souffre de difficultés de transport et voilà trois ans que je développe ce pays. » Prêt à promouvoir, il considère qu'une certaine promotion personnelle doit en résulter. « Je peux dire que je suis heureux parce que j'aime ce travail, mais les conditions sont pauvres... Pas de prime de risque, pas d'uniforme, rien... Pire qu'en prison car les prisonniers ont un uniforme maintenant. » Sa grande activité paraissant mal rétribuée, naissent les relents de la frustration observée ailleurs. « Mon employeur doit comprendre cela. » Il présente sa vocation comme solide : « J'aimais réellement la santé. Ma conscience me dictait d'aller au département de la santé car je pensais que la santé c'est bien ! »

Il exerce sa tâche, virtuellement répressive, avec beaucoup d'autorité en contrôlant l'état sanitaire du marché et des villages. Ses protestations portent sur la médiocrité de son statut qui sape une partie de sa pédagogie sanitaire, car trop peu de prestige nuit à sa dignité professionnelle, donc à son autorité.

Otto n'entend pas faire preuve de l'abnégation de ses collègues sages-femmes, plus âgées que lui et formées à une époque antérieure. Il revendique la juste rétribution de son activité mais ne baisse pas les bras devant les difficultés, pas plus qu'il ne cherche une sinécure improductive.

Otto, prosélyte de l'hygiène, doté d'une forte voix d'orateur, visite les villages à pied. Il se sent progressivement devenir l'apôtre d'une religion où Dieu ne se manifeste jamais, rendant le public de plus en plus sceptique et son prêche de plus en plus proche du ridicule. Engagé dans la mise en place de pos es de santé villageois dans les environs, il constate aujourd'hu avec les habitants que les livraisons de Limbé ne suivent pa: les collectes d'argent assez rapidement et que la population perd confiance, rendant bien aléatoire la mise en place de soins de santé primaires.

Toutefois, les personnels du centre travaillent dans une excellente ambiance, dépourvue de cette nervosité urbaine enregistrée à Douala. Ils déplorent le manque de matériel, de médicaments, et d'appui logistique de la part de leur tutelle régionale du Ministère de la Santé. Ils se sentent à un certain point abandonnés. D'autre part, le statut de « state agent » est systématiquement décrié et cette marginalité statutaire s'ajoute à l'isolement précédent.

La clientèle du centre est constituée très largement par des habitants du village et de trois ou quatre villages dans un rayon de huit à dix kilomètres. La plupart des patients viennent à pied pour une partie au moins du trajet. Les six lits de la maternité sont rarement occupés au-delà de deux ou trois d'entre eux. Les mères restent peu de temps après l'accouchement et quittent la maternité au bout de cinq jours, parfois moins.

Les patients qui fréquentent la consultation générale reçoivent des soins pour lésions externes, accès palustres, diarrhées. Parmi eux beaucoup d'enfants scolarisés viennent pour des pansements et considèrent qu'ils se rendent à l'infirmerie du village. C'est le voisinage qui semble déterminer la fréquentation des rares patients reçus par Pierre.

Parmi les femmes qui fréquentent les consultations de la maternité, le centre est considéré comme une institution villageoise. La proximité de chez soi semble capitale. « Je reviens toujours ici pour me soigner puisque ma mère habite ici, et j'accoucherai ici. »

A raison de sept accouchements par mois en moyenne, la

maternité a mis au monde quatre-vingt-cinq enfants en 1982, pesant en moyenne trois kilos deux cent. Trois pour-cent sont nés avant l'admission, c'est-à-dire durant le transport.

Une jeune mère de vingt-deux ans souligne :

> « J'aime cet endroit car le personnel prend son temps pour faire son travail et c'est à côté de chez moi. J'ai accouché ici car le personnel travaille bien. Beaucoup vont à Tiko mais j'aime ici à cause de la propreté et des soins aux enfants. C'est le manque de médicaments sur place qui est gênant. »

La proximité va de pair avec le bon travail du personnel explicitement reconnu. Le caractère familier ou plus humain de l'institution rend sa fréquentation plus agréable pour les mères qui n'ont pas lieu de craindre d'être rabrouées et coupées de leur environnement.

Les accouchements difficiles étant en principe dépistés par les visites pré-natales, le plupart des femmes qui fréquentent la maternité trouvent dans la proximité, la bonne volonté et l'expérience du personnel, des raisons suffisantes. Les inconvénients relevés sont principalement le manque d'eau et d'électricité, ainsi que le manque de routes pour rejoindre la maternité.

> « Quand les femmes accouchent ici, elles souffrent du manque d'eau et des moustiques. Et il n'y a pas d'électricité. Je viens ici car beaucoup de femmes m'ont parlé de cet hôpital et du bon travail du personnel. Bien que la clinique soit petite, c'est propre et le seul inconvénient c'est qu'il n'y a pas d'eau. »

A part la distribution d'aide alimentaire américaine déjà évoquée, la fréquentation de la consultation pour bébés (baby clinic) fait référence à des mobiles proches de ceux des accouchées.

> « Je suis venue aujourd'hui pour qu'ils puissent regarder la croissance de mon enfant et sa santé. On me donne des conseils pour surveiller l'enfant. »
>
> « J'aime venir ici à cause du travail des infirmières et cet hôpital est le seul à proximité de mon village. »
>
> « Je viens très souvent. Avant j'allais à l'hôpital de Limbé. Je viens ici seulement pour la prévention, pour voir

comment va mon enfant, comment il grandit, et après pour avoir de l'huile et de la nourriture. J'ai déjà accouché ici. On s'occupe bien de nous, mais il n'y a ni eau ni lumière et c'est très loin et difficile d'accès, sauf les jours de marché. »

Les patients qui ont l'expérience d'autres formations sanitaires permettent d'envisager les critères de jugement des usagers.

Ceux-ci apprécient d'être reçus ici sans argent et sans agressivité même s'ils regrettent l'absence de laboratoire permettant des analyses.

La notion de couverture sanitaire locale paraît capitale pour la plupart des patients.

> « J'aime venir ici car cette clinique est proche de mon domicile et cela aide beaucoup tous les petits villages alentour. Même si elles n'ont pas tout l'équipement des hôpitaux, les infirmières nous aident à accoucher. Il y a peu de monde, sauf les jours de consultation. »

Personnel qui aide les patients, propreté, accessibilité, tels sont les principaux avantages reconnus au centre. Les limites sont techniques et médicales (pas de laboratoire, ni d'examen de sang, ni d'accouchements difficiles) ; pas de confort (eau, lumière, service). Ces dernières remarques sont toujours exprimées en forme de constatation calme, sans acrimonie et sans procès.

Le recours aux tradipraticiens est parfois mentionné : « J'ai été une fois chez un docteur traditionnel. Je ne peux pas y aller maintenant car ils ont leurs maladies propres à traiter, qui concernent la médecine indigène. »

La notion de maladie spécifique déjà évoquée est ici réaffirmée.

Il y a quatre médecins indigènes dans le village et leur clientèle est importante. M., renommée dans le traitement des maladies mentales, parle de sa pratique :

> « Je suis arrivée du Nigeria en 1951. Dans ma famille, on soignait avec des plantes, des feuilles. J'ai commencé à traiter les femmes avant les accouchements. Il y a quatre docteurs indigènes à M. Beaucoup de monde vient me voir. Je

m'approvisionne un peu ici, et je vais au Nigeria six fois par an pour les plantes, les écorces. Quand je ne peux pas traiter, j'envoie le malade au docteur, à l'hôpital. Ils ont des consultations gratuites. Moi-même, je vais à l'hôpital deux ou trois fois par an.

Je traite surtout la folie. Tous les malades sont là dans la pièce, ou dans la cour. J'en ai quarante actuellement. Beaucoup d'entre eux viennent de l'hôpital. Ils restent parfois jusqu'à deux ans. Je n'utilise que les plantes, pas d'exorcisme ou de prières. Certains payent, d'autres pas, je les nourris tous. Après trois jours d'essai, on change la médecine car c'est la tête qui est malade, pas le corps.

Sur les quarante ici, trente-cinq seront guéris après au moins six mois de séjour ici. Je n'ai jamais vu de rechutes. Quand ils partent, ils m'envoient des cadeaux ou bien ne payent rien du tout. »

Cet asile de brousse, où selon M. résident quarante malades mentaux, ne se distingue en rien des autres maisons du village et un grand calme y règne.

Les patients du centre sont confrontés à trois hypothèses concernant les prescriptions. Dans quelques cas bénins, ils reçoivent sur place quelques comprimés ou une injection, sinon ils doivent acheter les médicaments à la pharmacie. Pour la plupart, ils affirment aller à Tiko : « Quand il n'y a pas de médicaments, on va à la pharmacie de Tiko. »

Toutefois la ville étant distante, il semble que de nombreux malades cherchent des alternatives locales. Celles-ci sont au nombre de trois. Tout d'abord, le recours aux médecins indigènes déjà évoqué. Ensuite, l'achat au commerce de produits pharmaceutiques ouvert dans le village. « Après la consultation, j'achète au village. Nous avons une pharmacie au village et c'est là que j'achète les médicaments. »

La pharmacie de M. est tenue par un jeune homme sans aucune formation. Les deux cent cinquante produits qu'il propose pour le compte de son patron sont très divers de par leurs fonctions et leur origine. Une part importante est constituée de produits « made in Nigeria », qui sont soit des médicaments connus fabriqués sous licence, soit des spécialités dépourvues de formule, vendues habituellement sur les marchés par des commerçants ambulants. Dans l'échoppe on trouve même une « eau de vie allemande » !... destinée probablement à réveiller les morts ! Les produits de laboratoires britanniques puis français constituent le reste du stock dont une partie non négligeable est périmée. Enfin de nombreux produits aux étiquettes allusives promettent une virilité retrouvée,. des enfants par dizaines et autres engagements de foire. Ces fortifiants, blood tonic, etc., sont extrêmement populaires et sont facilement achetés en lieu et place des spécialités prescrites car ils sont un peu moins chers.

En termes d'affections, ce commerce de médicaments présente un choix de produits destinés d'abord aux parasitoses, aux affections cutanées, aux accès palustres, aux dysenteries. Cette pharmacie est la propriété et la succursale d'un commerçant voisin, installé à dix kilomètres dans un village de travailleurs de la CDC. Le propriétaire s'explique :

> « Ici le stock est plus léger qu'à M. car le village est plus petit et la CDC paye les médicaments de beaucoup de personnels. Il y a deux sortes de produits. Ceux que je vends avec ordonnance, ou du moins qui suivent l'avis d'un docteur. Si je n'ai pas, je donne un équivalent en connaissance de cause, car je connais bien les médicaments.
>
> Les autres produits souvent fabriqués au Nigeria, c'est un peu inoffensif comme le Wicks, des fortifiants, tout ça. »

L'approvisionnement en médicament ne se fait pas chez un grossiste mais à Douala ou Limbé, chez de simples pharmaciens qui accordent 5 à 15 % de marge sur les prix imposés. En fait ce commerçant en médicament achète et vend ce que souhaitent ses clients, distribue un peu de publicité des laboratoires qui déclenchent une demande ultérieure comme il l'affirme explicitement. Travaillant avec une patente de « medicine store » ce marchand de drogues a acquis ses inégales connaissances en travaillant quelques mois dans une pharmacie et il manifeste des intérêts très éclectiques pour l'homéopathie, l'acupuncture, tout en fournissant aussi des produits génériques à bon marché.

> « Pour les gens très pauvres, j'ai des comprimés dans ces bocaux-là. Ça coûte moins cher et ils achètent à l'unité. Il y

a surtout des diarrhées ici... J'achète des petites quantités et c'est mon seul business.

... Je ne crois pas qu'il y a deux marchés. Moi je vends ce dont les gens ont besoin... J'aimerais travailler en ville car je connais bien les médicaments. J'ai ce livre : « Nature's way : to nutrition and vibrant health », et « Pictorial handbook of common skin diseases ». Ces livres sont très chers, dix mille francs CFA l'un (deux cents francs français). J'ai ici un livre sur l'acupuncture sans aiguille et cet appareil à piles avec son livret pour des traitements électriques, et puis ce vieux dictionnaire (Vidal), où il y a tous les médicaments. »

En face de ce pharmacien villageois, les concurrents directs sont essentiellement les vendeurs nigerians qui sillonnent la région en vendant des élixirs de jouvence sur les marchés et à domicile. A pied, à bicyclette, ou en voitures équipées du haut parleurs tonitruants, ces vendeurs ambulants sont parfois affublés de tenues blanches d'infirmiers et de brassards à croix rouges pour mieux abuser les populations. Dans des lieux où la plus proche pharmacie est à plusieurs dizaines de kilomètres, ces vendeurs de miracles à domicile connaissent un certain succès.

*
* *

Pauvre et propre, très bien intégré à la structure villageoise, le centre de santé de M. présente certains caractères d'un poste de soins de santé primaires. On y trouve une proximité évidente vis-à-vis de la population et des rapports qu'on peut qualifier d'humains, au sens habituellement donné à ce terme. La pauvreté du matériel, la dignité et le sérieux des sages-femmes, attitudes peu fréquentes en général chez les professionnels du secteur public, signalent une disponibilité vis-à-vis du public qui se traduit par des rapports courtois avec les patients. Modeste, dépourvu d'eau et d'électricité, ce centre rend un certain nombre de services à la population environnante, limités par le manque de médicaments. Dans ce contexte, le personnel, en s'organisant avec souplesse, peut se permettre de se rendre au marché s'il n'y a pas de travail, sans que cela déclenche une répression verbale de quiconque et sans qu'il s'agisse d'une fuite pour s'évader du service. Dans ce village, infirmiers, malades et habitants sont des concitoyens. L'efficacité et la convivialité qu'on y observe confirment, si cela était nécessaire, qu'un service de santé pauvre est opérationnel dans un contexte social de cohabitation responsable.

Dans cette institution villageoise les malades sont reçus de manière égalitaire et le dispensaire n'est plus le lieu où s'affirment et se contestent les statuts sociaux individuels dans un perpétuel affrontement. On voit donc que le manque de moyens techniques ne provoque pas nécessairement de mauvais rapports entre soignants et soignés et qu'il ne constitue pas la cause profonde des dysfonctionnements observés ailleurs.

L'absence de médicaments ne devient un argument fondamental de discorde que lorsqu'il est intégré dans un procès en direction des infirmiers, conçus comme représentants imaginaires de l'Etat.

Par ailleurs, l'histoire de l'État dans la partie anglophone de la République du Cameroun est certes coloniale, mais selon un modèle britannique et fédéral. La puissance symbolique de la figure étatique y apparaît plus faible qu'en milieu francophone, soumis à la représentation d'un État unitaire et centralisé de type « jacobin ». Cette faible charge symbolique est conforme au caractère récent de l'intégration politique de cette région dans le Cameroun actuel, comme de l'intégration récente des personnels à la fonction publique. L'État n'est pas ici totalement conçu comme le prestataire de services absents ni comme l'écran obligé à toute idée de solidarité ou de bon voisinage.

A.M. les infirmiers affiliés à la fonction publique (state agents), ne se considèrent pas comme des fonctionnaires à part entière et ne sont pas perçus comme tels par la population.

Les cent médicaments de Dieu : un dispensaire de mission

« ... on trouvait bien un hôpital et des médecins à la mission protestante de Foé-Minsili, entre Oyolo et Ntermelem, mais à l'écart de la route, à près de vingt kilomètres en profondeur dans la forêt, distance qu'il fallait parcourir à pied, à moins de louer un taxi à prix d'or. Sans compter qu'une fois qu'on y était arrivé, il fallait encore payer la consultation et les soins : c'était en effet une mission américaine. On y était excellemment soigné, à condition d'être solvable. »

Mongo BETI : Perpétue et l'habitude du malheur. *Op. cit.*, p. 163.

La mise en place du centre de santé de D.L. résulte d'une initiative locale de la « Native Baptist Church », qui avait acquis son autonomie vers 1950. En rapport de longue date avec l'American Baptist Church, et plus particulièrement avec le Foreign Mission Board de la National Baptist Convention of America, la congrégation à Buéa, a toujours souhaité que ces rapports débouchent sur des réalisations locales. Après divers contacts et missions exploratoires, une donation américaine a permis la construction du dispensaire avec l'accord et la coopération des villageois en 1977. La mise à disposition de personnel américain expatrié, pour mettre en route le centre, a suivi cette construction dont le financement a été intégralement extérieur à la communauté locale. Le centre de santé de D.L. est situé à quinze kilomètres de Buéa, à proximité des bananeraies de la C.D.C.

Ouvert en 1978 avec quatre malades, le centre reçoit vingt-deux patients par jour en 1980, avec des pointes de quarante ou quarante-cinq. Construit en bois et couvert de tôles ondulées, il est situé à l'entrée du village, sur un terrain dégagé agrémenté de fleurs et de gazon, à proximité de l'école. Il est constitué par trois bâtiments : le dispensaire, la baby clinic, des logements pour une partie du personnel. Les sources descendant du Mont-Cameroun ont permis une adduction d'eau qui dessert le dispensaire et une partie du village. L'installation de l'électricité à la charge du centre a permis d'apporter la lumière durant quelques jours. Une panne du groupe électrogène et une installation mal conçue, ont amené la fin de cette expérience aussi bien pour les particuliers que pour le dispensaire.

La clinique pour enfants est ouverte le vendredi. Elle a été conçue pour être facilement transformée en maternité. Le bâtiment principal qui abrite le dispensaire permet la mise en place d'une chaîne thérapeutique complète, depuis l'accueil des malades jusqu'à la vente des médicaments. La salle principale du dispensaire est divisée par des cloisons qui séparent les différentes fonctions. Ainsi, après le passage dans une salle d'attente où le malade prend un numéro et consulte des affiches d'éducation sanitaire et religieuse, deux salles voisines dites « triage » permettent un examen systématique de température, de taille, de poids, de tension, de pouls, ainsi que de relever les premières déclarations du patient sur sa fiche.

Oscar et Patricia, les deux préposés au triage ont été formés sur le tas, comme la plupart de leurs collègues. Ils font ces mesures avec beaucoup de sérieux et d'efficacité, en blouses blanches et le stéthoscope au cou. Ils sont entourés d'un matériel simple mais en excellent état. Le malade occupe dans un fauteuil le centre de cette scène, aucun bureau ne le sépare de l'infirmier qui prend les notes sur ses genoux. Il est entouré d'un pèse-bébé, d'un pèse-personne adulte, de poubelles à couvercles, d'une table roulante avec des compresses, des spatules pour les examens de gorge, coton, thermomètres... Lorsque des examens de sang ou d'urine paraissent nécessaires, l'infirmier qui prend cette décision s'isole dans la salle prévue pour les examens de laboratoire et revient ensuite au « triage ». Dans la mesure où ces examens préliminaires prennent près de dix minutes par patient, celui-ci, passe sans attendre à la consultation, dont il n'est séparé que par une cloison légère et qui dure sensiblement le même temps. Cela évite tout engorgement et attente entre cette pré-consultation ou triage et la consultation elle-même, faite par un infirmier diplômé qui voit systématiquement les nouveaux malades. Lors des visites suivantes les aides-soignants du triage jugent s'il y a lieu de revoir le « docteur », ainsi appelé par le public. Celui-ci dispose d'une fiche déjà très complète pour poser un diagnostic après les examens réalisés au triage.

Oscar est un jeune homme de dix-neuf ans, il s'occupe de l'accueil et du triage. Il a quitté l'école en CE2 par manque d'argent et c'est par l'intervention d'une « dame charitable » qu'il a pu terminer ses études primaires.

Après un an d'apprentissage du français à Buea, faute d'argent sa sœur l'invite à apprendre la dactylographie. Revenu au village sans emploi, mais avec une bonne pratique, c'est alors qu'il rencontre la première directrice médicale du centre, en mission exploratoire. Elle remarque le sérieux d'Oscar et l'engage comme employé de bureau. Appartenant à la communauté baptiste, il participe aux activités religieuses et reçoit aide et conseils. Satisfaits du travail d'Oscar, ses employeurs décident de le promouvoir au triage, poste qu'il occupe actuellement. Les chances d'accéder à un poste qualifié après concours sont néanmoins minces comme candidat libre et c'est pourquoi Oscar rentre au centre. « Deux ou trois parmi nous ont montré qu'ils étaient capables d'aider les gens. J'aime mon travail ici et j'aime aider les gens. Je ne souhaite pas être docteur, mais je voudrais être assistant de laboratoire. Evidemment, on gagne très peu mais le travail me plaît. »

Ainsi s'exprime Oscar dont la bonne volonté au travail est notable. Outre le triage, il est toujours actif dans le dispensaire et réalise beaucoup de travaux de nettoyage (matériel, sols) avec un zèle peu commun et une discrétion toujours égale.

Sujet à des crises d'épilepsie, Oscar a en outre été soigné au centre avec succès.

La consultation se déroule dans un grand calme et à un rythme régulier. Malgré les cloisons ouvertes le bruit est modéré et M. Edmond chargé de la consultation est ferme et amical avec les patients. Fort des examens réalisés au triage, il peut questionner les malades avec précision et leur expliquer la nature du mal et du traitement à mettre en œuvre. M. Edmond est infirmier diplômé et il a remplacé les deux infirmières expatriées en 1980. Il a passé vingt-deux ans au service de la CDC, d'abord sur les plantations, puis comme employé de bureau, enfin comme infirmier. Il raconte :

« Je suis intéressé par la médecine pour deux raisons. Quand j'étais très jeune, j'ai été très malade. Je me souviens que j'avais un ulcère à la jambe gauche, lorsque je travaillais à la plantation. Il était très gros et j'ai dû être hospitalisé car je ne pouvais plus marcher. J'ai décidé que si j'étais guéri, je soignerais et j'aiderais les gens. J'avais vingt ans. »

Employé un moment au service médical de la CDC pour faire des pansements, il travaille activement au côté d'une femme médecin qui l'apprécie et lui permet d'accéder à une formation d'infirmier organisée par la compagnie à l'hôpital de Tiko. C'est là qu'il obtient le diplôme « Nigerian Registered Nurse ».

Comme plusieurs infirmiers cités, l'initiation au travail sanitaire est l'œuvre d'une personne bienveillante, formatrice, expatriée, qui favorise la promotion. On notera la répétition de ce thème dont on peut penser qu'il signale que la santé publique demeure dans l'imaginaire de beaucoup de personnels une « affaire de Blanc » à laquelle on accède et on s'initie, cela indépendamment du bagage de connaissances qu'elle suppose et qu'on acquiert.

Lors de la réunification du Cameroun, la CDC ventile ses infirmiers et Edmond part à la polyclinique du Dr Q. à Tiko, qu'il quitte rapidement faute d'un salaire suffisant, pour travailler aux forages de pétrole, puis dans les assurances.

L'ouverture du centre est pour lui l'occasion de réintégrer une formation sanitaire, avec des ambitions mesurées.

> « Je suis Baptiste, j'apprécie le calme ici. Je n'ai pas d'autres projets jusqu'à ma retraite, sinon rester ici. Le projet de maternité sera maintenu car nous attendons deux personnes des Etats-Unis. La mission nous aide beaucoup et favorise la tenue de la clinique pour la propreté et la morale. Je leur fais faire des économies car je fais le même travail ; mais la tranquillité me convient et mes enfants ont bientôt fini leurs études. L'un est à Yaoundé, l'autre aux USA. »

Ainsi s'exprime Edmond avec calme et tranquillité.

A l'issue de la consultation, le patient subit un complément d'analyses, reçoit des soins de petite chirurgie dans la salle de pansements, ou bien se rend à la pharmacie après avoir traversé le secrétariat où lui sont facturés les actes. Le coût de ceux-ci est affiché en plusieurs points du dispensaire. Le cahier personnel de chaque patient est vendu 30 F CFA (60 centimes). La consultation est facturée 50 F CFA. Les examens complets sont gratuits jusqu'à cinq ans et coûtent 100 F et 150 F au-dessus. L'analyse de sang est facturée 100 F CFA, l'analyse d'urine 100 F également, l'analyse de selles 300 F. Les opérations de petite chirurgie sont facturées de 100 à 500 F selon les procédures prévues, ainsi que les bandes et pansements de 50 F à 200 F. Tous les actes sont répertoriés, tels les points de sutures à 75 F l'unité. Le secrétaire chargé de la facturation explique en détail à chaque malade le montant et le contenu de sa note, et répète s'il n'a pas été bien compris.

La plupart des patients payent donc 100 à 300 F CFA avant de se rendre à la pharmacie qui est située dans le même bâtiment, avec une entrée séparée. Malgré des cloisons minces les malades ont suivi ce parcours thérapeutique sans aucune promiscuité, sinon à raison de six ou sept personnes dans la salle d'attente. Lorsqu'en fin de matinée arrivent des patients alors que tout a été rangé, ils sont reçus sans commentaires.

Jeff, employé de bureau auparavant, s'occupe de délivrer les reçus aux malades et de tenir la comptabilité. La présence d'un coffre-fort signale l'autonomie financière de cette formation. Baptiste, il a trouvé cet emploi qui lui permet d'habiter dans son village avec ses quatre enfants. Bien que son salaire soit modeste, cette vie lui convient car il n'existe aucun autre emploi proche. Il précise :

> « Je gagne moins ici qu'à Kumba mais les conditions de travail sont meilleures ; si on me proposait de travailler à des soins, je le ferais car ça m'intéresse. »

Muni du reçu qui est systématiquement délivré, et de leur cahier de santé, les patients se rendent ensuite à la pharmacie qui constitue la pièce centrale du dispositif mis en place. Ce reçu permet un remboursement partiel aux personnels de la CDC. Cette couverture ne s'applique qu'aux personnels mensualisés, et les journaliers perdent une journée de travail à chaque consultation. Les opérations se suivant régulièrement au préalable, il n'y a jamais plus de deux ou trois personnes à la fois à la pharmacie. Chaque patient est reçu individuellement et après le sérieux général qui précède, Christiane met une note de bonne humeur dans ses rapports avec les patients. En l'absence de pression à l'entrée de la pharmacie, l'ambiance y est calme et chaque livraison d'ordonnance prend un temps très confortable car elle est longuement expliquée au malade.

La pharmacie se présente sous la forme d'une pièce entourée d'étagères, avec un comptoir et un réfrigérateur à pétrole. Les étagères sont largement garnies de médicaments classés et rangés avec ordre sous forme de casiers bien identifiés, ce qui permet de les trouver rapidement et de déposer les prescriptions sur le comptoir. Les ordonnances importantes atteignent sept à neuf produits, mais la plupart des prescriptions sont de trois médicaments et se montent à mille francs ou plus. Des seringues jetables sont toujours vendues avec les injections et les malades sont informés verbalement du danger de les réutiliser. Les médicaments sont rangés dans des sacs séparés en papier ou en plastique (moyennant 20 F), et leur usage est très longuement expliqué, à l'aide de schémas pour les patients qui ne savent pas lire.

Une part importante de médicaments est vendue sous formes de comprimés à l'unité. Ils sont versés sans contact manuel dans un sachet particulier, sur lequel est précisé la posologie par signes ou lettres et chiffres.

Aucun mélange n'est réalisé ici. Les produits génériques les plus simples sont fournis par la pharmacie de la CDC. Les autres sont achetés à Douala auprès de deux gros laboratoires, et de la fondation *Ad Lucem*. Les médicaments de base se présentent en jerricans ou en grosses boîtes. De nombreuses spécialités sont disponibles, sur une liste de référence de deux cent cinquante médicaments, dont une centaine est disponible en permanence. Un gros travail est consacré à tenir la comptabilité des ventes et l'état du stock, qui est dressé quotidiennement afin que chaque semaine les achats nécessaires aient lieu. La gestion du stock est capitale. Une fiche est réservée à chaque produit et mentionne les ventes, permettant de réaliser une comptabilité précise qui prend beaucoup de temps, une heure avant la fermeture tous les jours. Dès que la réserve baisse, la commande est notée ce qui évite des manques durables.

Les médicaments sont vendus avec une marge de 30 % pour couvrir les frais de gestion. Dans le commerce la marge pratiquée est de 42 à 56 %. Les médicaments sont donc vendus 15 à 20 % moins chers. Les échantillons médicaux reçus des USA sont réservés en priorité à l'usage du personnel, ainsi que les nouveaux produits à tester.

La dépense moyenne d'un patient s'élève à six cents francs CFA de médicaments car les quantités vendues sont strictement ajustées au traitement nécessaire. Pour des ordonnances plus élevées, les malades sont fréquemment dépourvus de la totalité du montant et dès lors un choix est nécessaire. Celui-ci n'a pas lieu au niveau de la prescription. Selon Edmond :

> « Le diagnostic est indépendant de l'aspect économique. Je prescris ce qui est efficace. Après on peut discuter des modalités d'application ; soit des comprimés gratuits, soit le report d'une partie du traitement. Le patient décide quand il peut payer et il revient. »

Lorsque les médicaments sont étalés sur le comptoir de la pharmacie et que Christiane calcule le montant total, il est souvent nécessaire de procéder à un choix. Un patient n'a que cinq cent cinquante francs. Il emporte la moitié du traitement pour deux jours et reviendra pour le reste. L'explication ferme et précise de Christiane n'exprime aucun mépris. Un autre malade n'a que mille francs pour une ordonnance de mille cinq cent vingt francs. Il emporte deux produits pour huit cent vingt francs et reviendra chercher le troisième. Les malades qui présentent des flacons malpropres sont amenés à payer cinquante francs pour une fiole. Une caisse de charité (charity fund), d'un montant peu élevé (quinze mille francs mensuels), sert à aider les malades dépourvus de tous revenus. Elle est réservée strictement à des indigents caractérisés.

Les médicaments donnés par l'aide catholique internationale sont distribués gratuitement et allègent d'autant le montant de certaines ordonnances.

Ainsi, à préparer, expliquer, facturer, choisir, gérer le

stock, la préposée à là pharmacie apparaît comme l'une des personnes les plus actives du dispensaire. Quoique coupé d'attentes brèves, le parcours de cette chaîne thérapeutique complète prend un peu moins d'une heure à chaque patient qui repart avec ses médicaments.

Christiane qui assure le service de la pharmacie travaille depuis deux ans. Auparavant elle apprenait la dactylographie à Buéa. Comme Oscar elle est membre de l'église Baptiste locale. Après avoir essayé tous les postes, c'est à la pharmacie qu'elle a été jugée la plus utile. C'est aussi le travail qu'elle préfère.

> J'apprends beaucoup ici. C'est le pasteur qui m'a fait passer le test de recrutement. Maintenant je connais bien les médicaments. J'apprends et je lis les notices. Seul Edmond prescrit. Si on me donnait plus d'argent j'irais bien dans le privé, mais avec ma formation sur le tas j'ai peu de chance. Il m'a fallu environ six mois pour bien connaître la gestion de la pharmacie car ce n'était pas facile au début de trouver les produits rapidement. La femme du pasteur m'a bien aidé. Nous vendons les médicaments moins chers ce qui attire beaucoup de malades. Certains viennent même de Victoria, de Douala. Les pharmacies de Buéa sont obligées de baisser un peu. A part les deux collègues qui habitent ici et sont pris en charge, nous payons les médicaments au prix coûtant. Lorsque je suis malade, je me soigne seule, puis je consulte ici et si c'est plus grave je vais à l'hôpital à Buéa. C'est mon premier travail après l'école. Il faut faire très attention à expliquer les quantités à prendre. Certains patients mangent toute l'ordonnance d'un coup. Parfois pour des personnes âgées je dois expliquer, le matin quand le soleil se lève, faire des dessins. Je passe beaucoup de temps à expliquer l'usage des choses, jeter les seringues...
>
> Le malade qui sort là, il n'avait que neuf cent francs pour une ordonnance de mille huit cent. Je lui ai conseillé de prendre, une seule injection et les comprimés. Il a préféré prendre seulement les ampoules injectables. La seule chose que je regrette ici c'est le salaire trop bas. On gagne tous autour de dix-huit mille à vingt-cinq mille francs CFA (360 F à 500 FF). Malgré une prime de Noël, c'est très peu. Comme nous ne sommes pas qualifiés, on permet de faire des économies. »

Christiane bien que sans qualification officielle est efficace dans son travail. Elle fait preuve de beaucoup de pédagogie avec les malades et ajuste au mieux de leur argent les prescriptions présentées. Ce qui n'est pas une mince affaire.

S'exprimant avec simplicité et bonne humeur, jamais elle ne laisse à entendre à quiconque qu'elle se situe dans une classe différente ou occupe une position de pouvoir.

La visite infantile du vendredi est suivie par une vingtaine de mères attirées par la distribution d'aide alimentaire et le service médical distribué. Elles viennent en groupe par village. La « baby-clinic » débute vers neuf heures avec des chants religieux. Elle se poursuit par la préparation et la confection d'un plat qui sera ensuite consommé. C'est l'occasion de faire de l'éducation ménagère auprès des mères réunies. Beaucoup de femmes viennent avec plusieurs jeunes enfants, et la salle est bruyante et rapidement souillée puis nettoyée. Après le repas, une prière, à laquelle certaines femmes semblent peu attentives, commence l'exposé d'éducation sanitaire qui prend pour objet la pratique maternelle (soins aux enfants, nutrition). De nombreux exposés portent sur les risques de pratiques inadéquates, telles que l'application de vin de palme sur les piqûres. Le public est interrogé à tour de rôle sur les mesures à prendre en cas de convulsions, ce qui permet de critiquer plusieurs méthodes traditionnelles (ex. : fumigation), et d'expliquer les conduites requises. Les enfants rassemblés apprécient modérément cette cérémonie un peu didactique suivie de questions aux mères.

Suit l'examen médical. Il est assuré par Edmond qui passe une visite complète de chaque enfant, après la pesée et un test d'hémoglobine. Ce travail a lieu en équipe et les soins à prodiguer sont notés sur la fiche de l'enfant. Une propreté scrupuleuse est entretenue autour des instruments. C'est à cette occasion que se déroulent les vaccinations qui sont payées deux cents francs par vaccin (DT Polio). Ces sessions se terminent par les distributions de riz, huile et lait, de l'aide alimentaire américaine. Il faut payer cent francs pour y accéder, et des sacs sont vendus vingt-cinq francs pour ceux qui sont dépourvus de récipients. Le montant de la vente des sacs est retourné au Catholic Relief Service qui distribue cette aide et les cent francs restent au dispensaire.

Patricia se consacre régulièrement à l'éducation des mères. Le reste du temps elle est au triage.

Comme la plupart de ses collègues elle apprenait la dactylographie. « J'ai tout appris, ici, avec quelques livres et l'aide de la femme du Pasteur », dit-elle. Après avoir subi un échec à l'examen d'infirmier, elle se consacre à l'éducation nutritionnelle et sanitaire des mères. Présentés dans un esprit de promotion sanitaire, humaine et morale, ses cours se déroulent dans un certain désordre bon enfant. Le pasteur doit parfois intervenir lorsque certaines femmes refusent de prier. Patricia souhaite l'ouverture rapide d'une maternité dès que les dons permettront la réalisation.

Les deux jardiniers sont des villageois recrutés à l'ouverture. L'un presbytérien, l'autre baptiste. Après la fermeture du dispensaire vers quinze heures ils peuvent cultiver leurs champs proches du village. Fiers du jardin fleuri et bien entretenu, ils bénéficient de consultations gratuites pour leur famille, mais payent les médicaments, tout en recevant à l'occasion des comprimés. Villageois un peu égarés dans cette formation active, ils font leur travail sans être intégrés fonctionnellement au reste du personnel. Leur présence est à un certain point une gratification faite au village lors de l'installation du dispensaire. Le village a bénéficié de trois emplois. Un employé de bureau et deux jardiniers, le reste du personnel venant de Buéa. L'attente de ces hommes issus de la communauté est l'ouverture d'une maternité qui rendrait service au village.

Le révérend Jones, responsable administratif du centre, est un pasteur noir américain d'une grande autorité. Animateur et co-fondateur de cette formation, il déploie une activité infatigable. Il explique :

> « Le Foreign Mission Board a été sollicité par la communauté baptiste pour financer et réaliser un dispensaire aux environs de Buéa. Après une mission exploratoire, nous

avons décidé de donner une suite favorable, et c'est ainsi que nous sommes venus en 1977 avec ma femme et une infirmière qualifiée. »

Le but de la mission était de concerner les villageois et d'apporter les meilleurs soins possibles aux gens à un coût qui leur soit accessible. Le projet initial prévoyait d'assurer aux villageois une couverture sanitaire en forme d'assurance maladie pour 5 000 CFA par mois et par personne. Ce coût est apparu trop élevé pour la communauté et l'on est revenu au paiement à l'acte. Les agriculteurs ont un faible revenu et peu de travailleurs stables, hors de la CDC, résident dans les villages alentours.

Selon le révérand Jones, les gens ont droit à des soins de qualité et les examens pratiqués sont complets et systématiques, ainsi que l'accueil humain. La clinique mobile a dû être interrompue au départ des expatriés malgré le nombre élevé de malades visités, jusqu'à cinquante par jour.

Le révérend insiste sur la formation d'un personnel chrétien partageant une foi commune. « En plus nous voulions être comme une famille nouvelle au village, avec du personnel villageois, car chacun veut aider sa tribu et il faut concerner les gens. Nous souhaitons établir une atmosphère familiale sous le regard de Dieu », affirme-t-il. Le pasteur mentionne les difficultés liées aux ethnies qui tolèrent mal des recrutements hors de leurs membres (Bakweri). Son discours est critique vis-à-vis de la médecine traditionnelle. « L'élpilepsie est présentée comme de la sorcellerie. Nous avons soigné de nombreux cas avec succès et cela fait reculer certaines idées car les médecins traditionnels savent soigner certaines choses, mais beaucoup s'aventurent dans n'importe quoi. Nous avons rencontré une forte résistance des "medecine men" », dit-il.

La formation des personnels est le second souci du pasteur qui connaît les problèmes des formations publiques où selon lui « la formation s'arrête trop souvent à ce qu'on doit faire. Rien de plus et après on vous dit ce n'est à pas moi à... C'est l'irresponsabilité généralisée. » Le personnel doit être motivé pour aider ses semblables et offrir un bon service. Malgré la formation acquise sur le tas, le révérend Jones considère que les infirmiers du centre opèrent en dessous de leur capacités ce qui les amène à juger parfois le docteur et son ordonnance. D'où la nécessité de surveiller la coordination entre les consultants, de mettre fin à l'abus des antibiotiques utilisés ailleurs à tout propos.

Le départ des expatriés rend la coordination plus délicate mais « il faut que la connaissance permette l'action, il faut leur permettre de monter », souligne le révérend qui ajoute :

> « Nous avons prouvé qu'on peut former des infirmiers efficaces en peu de temps, pour distribuer des soins de santé primaires. Ceux qui sont trop longtemps éduqués ont le contact plus difficile avec les malades au niveau du village. Ici les aides-soignants sont reconnaissants d'avoir eu un job, même si leur qualification n'est pas reconnue. Ils peuvent dans cinq ans passer un autre échelon en devenant assistant. On mesure le minimum aujourd'hui. Le maximum est libre. Je vais bientôt rentrer aux Etats-Unis et j'espère que tout cela pourra continuer. Il faut un superviseur efficace et je m'emploie à le trouver. C'est très difficile. »

Le discours du révérend Jones illustre avec clarté une approche missionnaire particulière fondée sur des valeurs morales appliquées au domaine sanitaire. La volonté qui en résulte a été en partie communiquée à certains membres du personnel. Néanmoins ce dynamisme, bien nécessaire, apparaît relativement extérieur à la communauté concernée. L'esprit de promotion sanitaire se double fréquemment d'un certain paternalisme lorsqu'il est le fait d'expatriés largement étrangers aux pratiques et représentations locales. Les réserves explicites du révérend à l'égard des critères ethniques, des médecins indigènes présentés comme des traces d'obscurantisme, révèlent une vision pédagogique fondée sur une supériorité qu'il faut communiquer, le cas échéant avec une certaine autorité. La forme de telles convictions se trouve parfois décalée de la réalité locale, donnée incontournable contre laquelle toute forme d'assistance est destinée à butter un jour. Ainsi, la confiance implicitement plus grande que le pasteur place dans les diagnostics d'expatriés, est-elle tout à fait significative de ce rapport où se mêlent des analyses d'une grande vigueur et des préjugés d'une insuffisance certaine. Le départ du révérend Jones a été une bonne occasion de mesurer la permanence de son action et la portée des principes qu'il avait mis en œuvre avec efficacité, au nom d'une promotion spirituelle et corporelle des hommes.

Cette idéologie, typiquement américaine, a été pratiquée par le révérend Jones dans les ghettos noirs des USA. Son pragmatisme se traduit par des résultats concrets et des pratiques sanitaires opérationnelles. Il rencontre des limites qui sont celles d'un certain idéalisme, ou d'une conviction dont la vigueur ne saurait remplacer complètement la connaissance et la prise en compte de la réalité d'autrui, comme l'illustre à un certain point David K. qui déplore le manque de contrôle local exercé sur les expatriés.

Le discours de David K., l'un des responsables de la communauté baptiste locale qui demanda l'implantation d'un dispensaire, permet d'observer le bilan qu'il dresse après quatre ans de fonctionnement. Il rappelle :

> « Nous avons mis beaucoup d'espoirs dans cette clinique afin que notre communauté se développe. Nous avons beaucoup apprécié l'aide reçue de la communauté noire américaine qui a apporté le financement initial, et sert des dons irréguliers. Ce qui gêne notre congrégation ici, c'est que nous n'avons aucun contrôle financier, ni aucun accès à l'éducation, ni aucune responsabilité médicale. On ne nous consulte pas. Même le contrôle religieux nous échappe dans ce dispensaire. Nous souhaitons qu'un docteur noir américain soit affecté ici, car un responsable religieux n'est pas nécessairement le meilleur choix pour diriger un dispensaire. Vous comprenez, l'argent venait de là-bas, mais nous devons être concernés, consultés, sinon ce n'est plus notre affaire. Nous cherchons actuellement à recueillir des dons pour reprendre un peu le contrôle. Le personnel expatrié dépense beaucoup d'argent. Notre docteur, Edmond fait aussi bien en gaspillant moins. Nous souhaitons rapidement une maternité, mais il faut des dons. Il faudrait trouver une congrégation en Europe, des Blancs, car les Noirs américains ne donnent pas régulièrement. Le pasteur s'est trop occupé de la clinique et pas assez de l'enseignement religieux. On ne discute rien avec nous et nous ne voyons pas beaucoup de retombées pour notre communauté. Le pouvoir de l'Eglise n'a pas monté avec le déve-

loppement de la clinique. C'est là notre regret, le manque de contrôle par notre église qui est à l'origine de tout ça. »

Janet, après une formation d'infirmière à Bamenda, a bénéficié d'une bourse pour compléter ses études aux USA Elle exprime les difficultés d'une infirmière formée à l'étranger à son retour au pays. Janet a travaillé cinq ans à l'hôpital de Buéa et connaît bien les difficultés du secteur public. Aux Etats-Unis elle a obtenu des diplômes d'infirmière et de psychologie à l'université de Caroline du Nord grâce à une bourse de l'Eglise baptiste.

« Il y a eu tellement de problèmes financiers qu'il n'y avait plus de patients en 1982. Je devais faire mon Ph D, mais on m'a dit de revenir », dit-elle, imputant ces difficultés au départ du révérend et à la prise en main du dispensaire par la communauté baptiste locale. « Quand nous sommes arrivés, tout était sale, les bâtiments n'étaient pas propres, le personnel venait sans uniforme et faisait n'importe quoi pendant le service. Il y avait très peu de patient et on a essayé de remonter ça avec le Dr Stan. Aujourd'hui nous avons un gros problème. La clinique est en état de banqueroute. La mission américaine envoie des dons irréguliers. Quand je suis arrivée il y avait quatre cent mille francs de dettes à l'assurance sociale (8 000 FF) et plus de deux millions de francs de dettes de médicaments. Ce que la clinique rapporte actuellement permet d'entretenir notre véhicule. Le docteur Stan vient de partir, car nous sommes trop peu importants pour avoir un médecin. Il voyait quatre ou cinq patients par jour, sans intérêt médical pour lui. Sans électricité, on ne peut avoir de laboratoire. Ce qui nous manque le plus, c'est l'argent, pas le personnel qualifié. Notre personnel est efficace, on le voit en se rendant dans les hôpitaux publics où l'on vous fait attendre pour rien.

En dehors de l'argent, le manque de transport pour arriver à la clinique est difficile aussi. La pharmacie est toujours le premier intérêt des patients. Il faut de l'argent pour bien tenir la pharmacie et il en faudrait aussi pour ouvrir la maternité. La Native Baptist Church ne participe pas au financement. Leur intérêt manifeste est de recevoir l'argent de cette clinique. Avant que j'arrive, c'est lorsqu'ils géraient le dispensaire qu'il y a eu banqueroute. Ils ont mangé tout l'argent.

Il y avait une grande différence quand je travaillais à l'hôpital public. Je n'avais aucune responsabilité, je n'étais pas concernée. Ici au moins les patients sont satisfaits. Nos prix sont très bas et nous aidons les malades les plus pauvres pour une part non négligeable. Nous devons aider.

Tous les patients reçoivent des reçus dont ils n'ont pas besoin. On perd du temps et de l'argent, car nous ne sommes pas aux USA. Les agriculteurs n'ont pas besoin de reçus. Les fonds que nous recevons proviennent des dons de Noirs américains qui sont très irréguliers, et moins élevés que dans les organisations blanches. Leur administration est insuffisante et c'est pourquoi nous avons ces difficultés. »

Ce discours recueilli en 1983 de la bouche d'une infirmière de retour de l'étranger apporte un éclairage particulier, et permet de mesurer l'évolution du dispensaire et de sa direction. Il signale le problème que constitue tout changement de direction.

Dispensaire privé, missionnaire, financé de l'extérieur, le centre de D.L. permet de multiples comparaisons et analyses. Si on le confronte aux formations publiques précédemment envisagées il apparaît tout d'abord comme le lieu d'une prestation thérapeutique complète. Le parcours des malades se présente comme une chaîne efficace qui aboutit à la délivrance des moyens de traitement. Les malades qui entrent dans ce circuit n'ont pas besoin d'envisager un autre recours, sauf cas graves. Ils savent en outre que ce parcours se déroule sans brimades, ni agressivité. La pharmacie se présente comme la pièce centale du dispositif. Sa gestion et son administration requièrent un travail continu, régulier et absorbant, en aval des autres prestations.

La présence de toilettes propres et bien équipées n'est qu'un des signes de l'hygiène scrupuleuse qui règne comme un fait, autant que comme une idéologie d'inspiration anglo-saxonne. La qualité du travail d'un personnel formé sur le tas, dans un délai court, est tout aussi notable que leur absence de suffisance à l'égard des malades, dont ils sont proches comme frères en Dieu, ou comme villageois. Le malade n'est pas supposé tout savoir, ni tout maîtriser. Il reçoit une série de prestations simples mais complètes, et se plie sans difficultés apparentes à des règles affichées. Les patients ne viennent pas ici déranger des employés d'Etat plongés dans la contemplation de leurs moyens de travail déficients. L'institution sanitaire fait un pas vers les malades, s'adapte à leurs besoins, tout en leur demandant de s'adapter à leur tour à ses contraintes. Témoin, cette ambulance de fortune, constituée par une remorque sur laquelle a été fixé un fauteuil, et qui permet de transporter les malades impotents de leur domicile jusqu'au centre. Ce véhicule vaut bien un morceau de discours sur les soins de santé primaires.

Ces aspects positifs ne parviennent pas à masquer une grande fragilité qui se révèle dans la durée. Implanté sous la direction d'expatriés et avec un financement extérieur, le dispensaire a connu un développement régulier sous l'autorité pointilleuse du révérend Jones, dont le travail et le contrôle comptable semblent avoir été un facteur décisif de stabilité. En revenant un an après son départ sur les mêmes lieux il était facile de constater, comme Janet, qu'un certain laxisme s'était installé, qui se traduisait par un déficit de fonctionnement dans l'exercice. La gestion rigoureuse et pointilleuse antérieure laissait place à un fond de charité limité à quinze mille francs par mois et révélait un relatif équilibre des dépenses et des recettes. Selon le révérend Jones, en 1981, le dispensaire tournait avec huit cent mille francs CFA mensuel, dont six cent mille procurés par la vente des médicaments et quarante-cinq mille par les consultations, la différence étant comblée par les dons U.S. Sur un budget aussi étroit, il est évident que la moindre faiblesse dans la gestion de la pharmacie a des conséquences sur tout l'édifice. Aussi, lorsque Janet insiste sur l'aide à apporter comme une nécessité humanitaire, elle est immédiatement amenée à mentionner les dons insuffisants qui parviennent, alors que son prédécesseur semblait être parvenu à une gestion équilibrée, en situant semble-t-il l'humanité au niveau des soins prodigués plutôt qu'à celui de l'assistance distribuée gratuitement.

Un malaise certain s'observe entre l'église locale et le dispensaire qui lui échappe. Partagé entre les expectatives discrètement messianiques de la communauté baptiste, le paternalisme moralisateur et l'efficacité « made in USA », porté par des expatriés qui deviennent ambigus lorsqu'il s'agit de personnels formés à l'étranger de retour dans leur communauté, le destin du centre de santé de D.L. est symptomatique des difficultés de l'action sanitaire privée. Depuis quelques années on cherche à transformer les réussites ponctuelles en recettes durables de progrès sanitaires pris en charge par les populations locales, soignants et soignés, et par-là même à assurer une pérennité qui dépasse la durée du séjour d'un bon docteur ou d'un bon pasteur. Significative est la brièveté du séjour du docteur Stan qui, déçu par quatre ou cinq patients quotidiens, sans intérêt médical selon Janet, a préféré retourner dans son pays plutôt que s'investir dans des changements locaux comme le révérend Jones. Bardé de diplômes, ce jeune homme, bien intentionné, a eu peu de rapports avec les malades qu'il avait en face de lui. Métis, attiré peut-être, par une Afrique imaginaire, il est légitimement retourné à une Amérique réelle, dont, malgré ce relatif échec et des rapports très médiocres, la communauté baptiste attend encore des dons qui risquent d'aller en diminuant... Car chacun aide sa tribu comme le note le Révérend Jones.

C'est à cause de telles vicissitudes que l'on peut parler d'une chaîne thérapeutique réussie, mais d'une aide problématique, par où la réussite devient fragile. Dans la première période, l'autonomie financière fut l'une des garanties d'une chaîne thérapeutique durablement installée et efficace.

Les malades ne sont pas au cœur de ces questions administratives et financières. Ils fréquentent le dispensaire d'abord parce qu'il est plus proche de leur village que l'hôpital de Buéa. « J'aime venir ici car cet hôpital est proche de mon village », dit une femme de 35 ans.

Moins fréquemment les patients mentionnent la rumeur favorable concernant le travail à D.L.

> « Je suis venue aujourd'hui après avoir entendu beaucoup du bien de cet hôpital. »
>
> « Le travail ici est différent des autres hôpitaux. Le personnel est calme avec les patients. Comme c'est un hôpital de mission, ils prennent grand soin de leurs malades. »
>
> « Les gens qui travaillent ici sont patients et ils aident les gens qui en ont besoin. »

Aide, gentillesse, personnel aimable, calme, tels sont les qualificatifs les plus fréquemment mentionnés.

Ce discours très favorable est celui de tous les patients. Les alternatives thérapeutiques sont toutes situées à Buéa ou à la CDC, et la proximité est le facteur de fréquentation le plus important. Néanmoins certains malades viennent de loin, par exemple de Douala à quatre-vingt kilomètres, où les recours sont très nombreux. Comme cet « homme d'affaires » de quarante ans :

> « Je suis venu à quatre reprises. La première fois c'était après avoir entendu beaucoup de bien sur cet hôpital, le travail. J'ai décidé d'amener mon père malade. La deuxième fois je suis venu consulter pour moi car j'avais vu que mon père avait retrouvé la santé. J'ai connu beaucoup d'hôpitaux avant, mais ici j'ai noté que c'est différent et c'est pourquoi je viens. Ici il y a peu d'équipements, mais ils font leur travail mieux que ceux de Douala qui ont tout leur équipement. Ici le docteur travaille plus que certains docteurs de Douala et puis j'apprécie d'acheter mes médicaments là où j'ai consulté le docteur. Je n'ai jamais eu à aller chez un docteur traditionnel car après le traitement ça allait. Evidemment c'est trop loin. Mais je reçois de bons traitements. A Douala, après la consultation vous attendez quelqu'un, ou vous-même, pour aller chercher partout les drogues. Ici c'est sur place et moins cher. »

Un autre patient de Douala ajoute :

> « Je me rends ici car depuis l'ouvertue de l'hôpital beaucoup de monde en parle ainsi que leur travail efficace. Je n'aime pas fréquenter les hôpitaux à Douala car certaines cliniques privées sont bonnes mais elles coûtent très cher, comme la clinique Soppo Priso où l'on vous traite bien ; mais beaucoup de gens n'ont pas l'argent pour payer une caution à l'entrée et la note finale. C'est comme à Laquintinie, cet hôpital est trop sale, il y a des moustiques et ça sent mauvais. Ici tant pis si c'est petit, mais au moins c'est propre. J'apprécie la pharmacie aussi car en quelques pas vous obtenez vos médicaments. »

La bonne réputation générale du centre paraît particulièrement articulée sur le travail du personnel et la bonne marche de la pharmacie. La quasi-totalité des patients apprécient la délivrance immédiate des médicaments après la consultation, ainsi que le prix des médicaments plus bas que sur le marché urbain. « Leurs médicaments sont bien meilleurs qu'ailleurs et ils ne coûtent pas cher. On traite et on vend les médicaments en même temps. »

Certains patients viennent d'ailleurs simplement acheter leurs médicaments ici, après consultation. Les facilités de paiement sont appréciées : « J'ai été traité une fois déjà dans cet hôpital. Parfois si je n'ai pas d'argent pour les médicaments, ils me les donnent et ensuite je viens les payer. »

La disponibilité des médicaments sur place compense largement le manque d'équipements sophistiqués pour la plupart des malades. Plusieurs d'entre eux soulignent en outre l'intérêt de recevoir des explications détaillées pour l'emploi des drogues.

Après les multiples plaintes entendues sur le manque de médicaments dans les formations publiques précédemment décrites, la présence d'une pharmacie approvisionnée sur place est ici explicitement appréciée.

La médecine dite traditionnelle, quoique plus ou moins combattue par la direction du dispensaire, fait l'objet d'appréciations diverses, mais elle semble présente et active dans cette zone rurale mal couverte par les institutions sanitaires.

La notion de « maladie indigène » est toujours prévalente et les malades ajustent leur recours par rapport à l'affection présentée. Ainsi, un jeune homme explique :

> « J'ai été une fois chez un médecin traditionnel mais cette maladie que j'ai (malaria) ne le concerne pas... J'ai vu beaucoup d'hôpitaux, mais celui-ci est le premier où l'on prie avant la consultation des patients. Personne ne parle à Dieu d'abord dans les autres hôpitaux. Si ma maladie concerne un docteur indigène, j'irai, car certaines maladies concernent le docteur indigène, car depuis les origines, nos pères croient toujours à la médecine indigène. »

« Maladies particulières, choses jetées », tels sont les

vocables qui désignent les maux justiciables d'un « traitement indigène ».

Outre l'affirmation d'un partage des maladies et des spécialistes, que les patients affirment clairement mais précisent rarement, un certain nombre d'entre eux pratiquent des recours en forme d'essais.

Certains docteurs indigènes fréquentent le dispensaire comme ce vieillard de soixante-neuf ans d'un village proche.

> « J'ai mal au dos. Je viens souvent dans cet hôpital depuis son ouverture. C'est proche de chez moi. Si je suis très malade, j'irai à l'hôpital général de Buéa car celui-ci est trop petit. Quelque fois ils sont à court des médicaments. Pour la médecine indigène, il y a certaines choses qu'on peut traiter. Pour d'autres il faut le docteur. Avec des plantes, je sais traiter des petites maladies comme le mal de tête. Je ne peux pas traiter ce mal au dos, car je ne peux pas faire d'injection et prescrire des drogues comme le docteur ici à l'hôpital. »

L'epilepsie, qui dans de nombreuses sociétés est présentée comme une maladie « jetée », a été le lieu d'un affrontement discret entre les expatriés de l'hôpital et certains praticiens locaux. Pour avoir traité par la chimiothérapie un certain nombre de cas avec succès, le révérend Jones a tenté d'en faire le symbole d'une victoire plus générale sur un soi-disant obscurantisme. Le double discours de cette patiente de cinquante-six ans est particulièrement éclairant :

> « J'ai connu beaucoup d'hôpitaux ; j'aime venir ici car en octobre 82 j'ai été bien soignée et j'amène ma famille pour leur bon traitement. Je n'ai jamais fréquenté le docteur indigène pour moi-même mais pour mes enfants. Ils ont souvent des convulsions et je les ai amenés à l'hôpital, mais il n'y avait pas de médicament efficace pour ces choses particulières. Alors je les ai emmenés chez le docteur indigène et après quelques temps ça allait mieux. J'ai acheté des drogues à ce docteur indigène pour traiter mes enfants. »

Une mère de cinquante ans, de Limbé, dont l'enfant avait des crises d'épilepsie raconte : « Je suis allé à l'hôpital général de Limbé avec ce malade sans succès. Quand je suis venu ici, il allait mieux pour un bout de temps. Le traitement ici est bien. Ils m'ont dit de revenir tous les mois et mon enfant se porte mieux. »

Quelques patients manifestent la valeur spécifique qu'ils accordent aux prestations venues de l'étranger, ici des USA. Certains affirment : « J'aime cet hôpital car c'est une mission et beaucoup de leurs médicaments viennent d'Amérique. » ou : « Ici il y a des bons médicaments et le nouveau docteur vient d'arriver d'Amérique. »

Le prestige des médecins expatriés apparaît parfois dans certains discours à l'hôpital Laquintinie. Ici, si l'on se réfère aux statistiques épidémiologiques, on constate une légère baisse de fréquentation au départ des deux infirmières américaines et une hausse sensible à l'arrivée du « docteur d'Amérique » durant quelques semaines. On se gardera bien ici de privilégier ce facteur et d'entamer un raisonnement particulier sur ce point. Il est simplement signalé parmi d'autres causes possibles (saisonnières), des variations de fréquentations. L'anthropologie des représentations et l'épidémiologie sont deux démarches différentes et les représentations issues des chiffres sont souvent celles du lecteur.

Les réserves à l'égard de ce dispensaire sont toutes de même nature. La première est l'absence de maternité qui est régulièrement déplorée. Elle signifie pour beaucoup de patients l'absence de lits et d'hospitalisation possible. Certains déplorent le manque de couverture sanitaire nocturne, puisque le centre est ouvert de huit heures à quinze heures. Le mauvais état des routes rend difficile l'accès au dispensaire autrement qu'à pieds, mais certains patients se réjouissent de cette économie forcée car : « Il n'y a pas de taxi à payer pour venir ici. »

La petite taille de la formation (« small » n'est pas synonyme de « beautiful » pour ces anglophones), inquiète les malades, comme l'absence de laboratoire et d'équipement. Cette notion d'équipement qui rassure, déjà relevée à Douala, semble très générale et peu précise.

Le discours des patients révèle une opinion globalement

favorable sur le traitement réservé aux malades et une comparaison sytématique avec les autres formations sanitaires :

> « Dans cet hôpital, le jardin est joli et l'endroit est calme. Le personnel est actif. Si le docteur demande une piqûre, personne n'hésite et elle est faite rapidement ; ils sont calmes avec les patients. C'est très différent dans les autres hôpitaux. A l'hôpital de Buéa le personnel est grossier avec les malades. Si vous êtes enceinte, et que vous êtes allée à la maternité privée pour les visites prénatales et que vous allez accoucher à l'hôpital, l'infirmière vous demandera d'où vous venez. Si elle apprend que vous êtes allée dans une autre clinique, elle vous dira "dormez ici et attendez que la clinique viennent vous faire accoucher". Ils ne s'intéressent à vous que si ça devient grave. Ici on m'explique bien comment élever mon enfant et on me donne des conseils », résume une femme de trente-cinq ans.

Face à ce dispensaire qui vint à eux, tous les patients apprécient la facilité locale et la qualité du service à un coût modéré. Certains en voudrait plus, et un nombre non négligeable de malades se refuse à évaluer la qualité des soins pour affirmer, « tous les hôpitaux traitent de la même façon. Ici c'est proche de chez moi », en ne se prononçant que sur la disponibilité du service sanitaire.

Il reste que la pharmacie bien approvisionnée semble un facteur d'attraction capital qui limite à lui seul (si la qualité des soins est indifférente), l'obstacle de l'isolement et de l'absence de transport. A la différence des autres formations étudiées, le centre de DL se présente comme une chaîne thérapeutique complète dont les limites techniques souvent soulignées, sont peu de chose en regard du caractère opérationnel du personnel et de la pharmacie.

Remarquablement efficaces, malgré la brièveté de leur formation lorsqu'ils sont bien encadrés, les paramédicaux de DL partagent avec leurs collègues du centre de santé de M. une capacité certaine à être au contact de la communauté où ils fonctionnent. Ils bénéficient en outre de la présence d'une pharmacie approvisionnée en permanence avec cent médicaments essentiels qui permettent de traiter la plupart des pathologies courantes. C'est peut-être pourquoi on observe que les visiteurs médicaux ne se rendent jamais à DL.

L'État sorcier

« ... rien n'est dit de la sorcellerie qui ne soit étroitement commandé par la situation d'énonciation. Ce qui importe alors, c'est moins de déchiffrer des énoncés – ou ce qui est dit – que de comprendre qui parle, et à qui. »

Jeanne FAVRET SAADA : *Les mots, la mort, les sorts.* Paris, 1977, p. 26.

L'approche la plus courante et la plus « froide » de la santé publique consiste à harmoniser le dispositif et les structures en place avec les besoins de la population. L'optimisation et le rendement de l'appareil priment en général sur les besoins de santé de la population car on pense fréquemment que les instruments d'analyse des besoins sont peu fiables ou font défaut. Cette vision est largement celle des planificateurs et des ministères dont la tâche est, par nature et dans tous les pays, de rendre opérationnels des dispositifs de plus en plus lourds à gérer. Il en résulte des analyses de fonctions à assumer, de postes à pourvoir, de rôles à remplir. Lorsque l'analyse de ceux-ci provient d'enquêtes statistiques et épidémiologiques, les données recueillies permettent de constater les dysfonctionnements et les déséquilibres sans que, le plus souvent, les fonctions soient remises en question, c'est-à-dire sans que les moyens d'une harmonisation profonde soient réellement envisagés. Les instruments de contrôle ont rarement la capacité de devenir des instruments d'ajustement lorsque toutes les parties prenantes ne sont pas convoquées. Ces remarques ne constituent pas une critique systématique des approches quantitatives. Elles tracent simplement une limite, et signalent un obstacle rarement contourné.

Dans une enquête par questionnaire publiée en 1981 (1), le docteur Nchinda évalue la formation et l'utilisation des personnels de santé au Cameroun en mettant en rapport la capacité réelle des agents avec la compétence finale d'un étudiant. Un certain nombre de chiffres méritent d'être men-

---

(1) T.C. NCHINDA : *The training and utilization of health personnel in Cameroon* CUSS Yaoundé, 1981.

tionnés qui révèlent des tendances générales. 94,4 % des médecins interrogés considèrent leur formation comme adaptée ou très adaptée aux tâches accomplies. Ce pourcentage baisse sensiblement lorsqu'il s'agit de médecins de terrain affectés dans de petites formations rurales, 17 % des médecins se sentent surqualifiés par rapport aux actes qu'ils pratiquent et 71,2 % passent la moitié de leur temps à des tâches administratives. Pour 76 %, les services fournis ne couvrent pas les besoins tandis que 18 % considèrent que les besoins sanitaires sont satisfaits.

Enfin, selon les médecins interrogés, les deux sources les plus évidentes de progrès sont la qualification des personnels moyens (21,7 %) et l'approvisionnement en médicaments (20 %).

S'agissant des infirmiers diplômés, 44 % d'entre eux n'ont pas été supervisés en un an et 74 % le souhaitent pour améliorer leur moral et corriger leurs erreurs, 68 % pensent que leur formation leur permet de poser les diagnostics.

Chez les aides-soignants, 61 % examinent les malades seuls et 64 % considèrent qu'ils ne sont pas formés pour cette tâche.

On retiendra de cet intéressant rapport, qui souligne des problèmes importants, le besoin d'organiser et de superviser les personnels mentionnés par le docteur Tchinda. L'auteur souligne en outre l'importance de la déontologie, et les effets pervers de l'irresponsabilité, plaie de la fonction publique. Ainsi une meilleure organisation et un encadrement plus suivi, le développement du sens du devoir, devraient permettre une meilleure utilisation des personnels en place. Cette vision à la fois technique et morale est proche de celle du ministère de tutelle des personnels concernés. Après avoir identifié les fonctions à pourvoir et à un moindre degré les objectifs à réaliser, nous nous trouvons à la tête d'une armée de fonctionnaires indisciplinés et absentéistes dont le discours prouve que les notions de « bien public » et de « devoir » sont largement abstraites et non motivantes. L'analyse des fonctions idéales ne produit pas dans les circonstances normales des fonctionnaires idéaux.

L'épidémie de choléra qui s'est abattue sur Douala en mars et avril 1983, nous met justement en présence d'une circonstance particulière et anormale. De tels événements sont favorables pour réévaluer les pratiques et les discours ordinaires à l'aune d'un destin collectif, qu'impose à un certain point l'épidémie. En outre, comme le note E. M'Bokolo, citant Virchow : « Les épidémies ne sont pas autre chose que de grands avertissements : elles disent au véritable homme d'État que, dans la vie de ses administrés, il s'est produit un dérèglement que même une politique d'insouciance ne peut plus ignorer » (2).

Le bilan de cette épidémie s'élève à cent dix-neuf décès sur quatre mille trois cent soixante-cinq cas relevés, selon les sources officielles. Chaque année, quelques cas de choléra sont observés à Douala, circonscrits la plupart du temps dans quelques quartiers. En 1983, la maladie s'est étendue à tous les quartiers, à l'exception des quartiers résidentiels (Bonanjo, Bonapriso). Après une mise en place assez lente, les pouvoirs publics ont investi de gros moyens pour enrayer l'épidémie : centre de traitement dans plusieurs hôpitaux, sensibilisation par la radio, les sections de l'Union Nationale Camerounaise, désinfection, fourniture en eau, centres de distribution de Fanasil.

Dans ces centres sont intervenus des responsables administratifs, des cadres du parti, des techniciens de la santé. L'état major central mis en place a coordonné trois équipes épidémiologiques, des équipes d'éducation sanitaire, les services d'hygiène. Des personnels ont été déplacés pour être affectés à la lutte.

Des crédits importants ont été débloqués au plus haut niveau de l'État pour l'achat de médicaments. Des véhicules, des tentes, des citernes d'entreprises privées ont été mis à disposition. Les brasseries du Cameroun, l'une des grandes entreprises de Douala, ont remis 19 000 sachets de Fanasil et trois millions CFA. Dans la population, c'est surtout à

---

(2) E. M'Bokolo : Histoire des maladies, histoire et maladies dans *Le sens du mal : Anthropologie, histoire, sociologie de la maladie,* éd. Marc Augé et Claudine Herzlich. Paris, 1983, p. 182.

l'entrée des pharmacies que se manifesta une certaine panique. Des achats massifs de vaccins suivis de rupture de stock ont duré plusieurs semaines tandis que les centres de distribution de Fanasil étaient assez peu fréquentés par la population. Les marchands d'eau minérale importée ont connu une activité frénétique doublée d'une discrète augmentation de prix. L'eau minérale locale n'a pas réussi là sa percée commerciale, étant vendue pratiquement le même prix, et les clients préférant l'eau étrangère, tout en protestant contre son prix élevé. Il semble, dans cette circonstance, que la bourgeoisie locale ou expatriée, qui constitue la « société de consommation » habituelle de Douala ait assuré elle-même sa protection par des recours privés et volontaires. A l'inverse, dans les quartiers les plus touchés, c'est une stratégie passive qui était de mise. Pas d'afflux aux distributions de Fanasil, mais beaucoup de malades dans les hôpitaux de campagne installés dans les quartiers. La protection se présente comme un luxe de nantis, de même qu'apparaît un discours plus volubile dans les classes moyennes que chez « les pauvres », les plus exposés.

Plus précisément, l'enquête a été poursuivie à l'hôpital Laquintinie et au dispensaire déjà envisagé, afin de mettre en rapport cette conjoncture exceptionnelle et l'émergence éventuelle de nouveaux discours. La rumeur publique attribuait à l'hôpital Laquintinie un nombre de décès extrêmement élevé, difficile à vérifier du fait de l'isolement du service spécial mis en place. Il semble donc que prenant appui sur la réputation de mouroir de l'hôpital, les décès dus à une épidémie qualifiée de diarrhée par les pouvoirs publics (mais dont l'entrée des pharmacies confirmait la gravité) sont apparus comme beaucoup plus nombreux qu'ils n'étaient. Certains jours on parlait de mille morts autour de l'hôpital. Les familles proches d'un malade hospitalisé se montraient plus modérées à l'intérieur de l'hôpital qu'à l'extérieur où tout était gonflé. Les discours recueillis dans l'hôpital signalent une différence notable avec les circonstances habituelles : « Mon frère est arrivé avant hier et il a été traité tout de suite. Il va un peu mieux maintenant, car ils ont le traitement ici », dit une femme de trente ans.

Les malades ne se plaignent pas du manque de confort lorsque les circonstances sont collectivement graves. Tous relèvent la présence de médicaments comme cet homme de quarante ans.

> « C'est grave cette fois, comme en 1971. Il y avait des morts et des morts. Au début il y en a eu beaucoup ici mais maintenant il y a les moyens. On vous donne tout, même la perfusion. Lorsqu'il y a des médicaments et qu'il n'est pas trop tard, on vous sauve. Ma femme part demain. J'ai un voisin qui est mort de ça. Il est venu trop tard et au début ils étaient moins bien équipés. »

La gravité de la conjoncture engendre des pratiques plus sérieuses de la part des infirmiers et la présence de moyens pharmaceutiques et matériels ranime la confiance des malades. Cette femme qui garde son mari explique : « On n'a pas d'argent pour aller ailleurs et ici ils sont spécialisés. Alors il faut avoir la confiance. Il y a trop de malades mais ils sont bien traités. Tout est nettoyé maintenant. »

Le dernier recours devant la mort interdit la critique et l'épidémie empêche de déplorer une promiscuité qui a pris les traits de la fatalité. Si les malades, plus égaux quand la mort est plus proche, sont plus réservés dans leurs critiques, et paradoxalement moins inquiets d'être à l'hôpital que d'ordinaire, qu'en est-il des infirmiers ?

Le dispensaire de B, où a eu lieu notre première enquête a été transformé en centre de traitement pour le quartier. Une tente de campagne avec vingt lits a été installée à côté du dispensaire dont l'activité se poursuit. Assisté d'un élève infirmier, jour et nuit, un infirmier du service prend son tour de garde. Odile (aide-soignante) a vécu cette période d'activité d'une manière positive.

> « On a installé un centre chez nous dès le début de la maladie. Ça faisait plusieurs jours qu'on voyait défiler les diarrhées graves au dispensaire. On a appelé ça comme ça. Je ne sais pas si c'est le choléra. En tout cas on a eu peu de morts ici. Juste trois, parce qu'ils sont venus trop tard. Tout

le monde voulait venir ici et fuir Laquintinie où on mourrait plus. On a eu la visite du ministre qui nous a félicités. C'était dur de faire les deux services, mais on avait les moyens de travail, les perfuseurs, tout. Il y a des jours où j'étais épuisée, mais au moins on pouvait faire quelque chose... Le ministre nous a proposé une prime de vingt-deux mille francs chacun. Mais on a tous refusé car ailleurs ils auraient touché quarante-cinq mille francs pour le travail qu'on a fait. On nous a promis un nouveau partage. Tous les jours un responsable de la lutte passe voir où ça en est. »

Quoique l'épidémie apparaisse aussi comme une affaire bureaucratique (tours de garde, primes, tractations). Odile, comme ses collègues, a vécu cette période de surcharge de travail comme un moment d'utilité et de dignité. Entourés de l'intérêt de leur tutelle, visités tous les jours par un responsable de la lutte, les infirmiers se sont sentis pendant quelques semaines efficaces, considérés, à un certain point plus satisfaits car plus légitimes. La visite du ministre marque la reconquête de cette dignité, et la victoire sanitaire (peu de décès) permet de jouir du légitime prestige de celui qui fait bien son métier. L'occurence de cette épidémie est pour les infirmiers l'occasion d'être enfin un peu opérationnels et de dispenser à leurs semblables plus de soins que de mobiles de récriminations et d'amertume. A n'en pas douter, cela restera un bon souvenir pour les infirmiers de B.

Ainsi ces circonstances exceptionnelles font-elles office de révélateur, mettant en lumière les rapports nouveaux et globalement meilleurs qui règnent entre les infirmiers et les malades, dans cette circonstance qui finalement se présente comme moins dramatique au plan social, d'après les discours recueillis, que les rapports ordinaires. A écouter ces infirmiers presque heureux et ces malades disciplinés et confiants on est amené à se demander si le danger de mort réelle n'est pas moins grave qu'un affrontement symbolique et social permanent qui prend pour champ de bataille les dispensaires et les hôpitaux. Cette constatation permet de rêver à des objectifs partagés par les infirmiers et les malades, hors des périodes d'épidémie où une certaine égalité de risque rend les rapports moins conflictuels bien que non solidaires, à l'exception de ces quartiers où le choléra est remplacé par la loi du marché et le mimétisme consommateur. Une épidémie en remplace une autre.

Les fonctions d'infirmiers sont aussi évoquées par les jeunes. Interrogés dans une rédaction sur quel métier ils voulaient faire plus tard, cinquante-cinq pour-cent des filles de la classe de CM2 d'une école de Bipindi ont choisi la carrière d'infirmière ou de sage-femme.

La communication de ces rédactions, due à l'obligeance de Michel Agier, permet d'envisager les représentations de cette fonction et de ce rôle chez de jeunes élèves, en milieu scolaire, c'est-à-dire dans un lieu où le pouvoir de diffusion des représentations sociales est porté à sa plus grande efficacité.

L'orthographe corrigée, écoutons ces élèves :

> « Après mes études, je serai sage-femme pour traiter des malades de mon pays. Moi, comme sage-femme je suis bien placée sur mon métier. Ce métier me plaît parce que mon pays a besoin de bons citoyens pour que notre pays doit aller en avant. Maintenant que je suis sage-femme, les gens de mon village sont contents, surtout ma famille, mais même comme je ne suis pas Dieu, quand il s'agit du malade je me débrouille pour le traiter, mais quand Dieu dit que c'est déjà son moment il meurt. Mais quand je traite une personne très bien qu'il sera en vie je suis souvent très content. Voilà pourquoi j'aime mon métier » (Sophie). « J'ai pitié des malades... c'est un bon travail de tout le monde qui ont pitié d'autres » (Monique).

Plusieurs enfants évaluent l'avantage social d'un tel métier :

> « Quand je suis infirmière je gagne aussi beaucoup d'argent, qui peut nous donner la vie entre mes parents et moi. Le travail est un trésor » (Martine).
>
> « Je veux être sage-femme pour soigner mes parents, mes frères et bien d'autres personnes. Chez moi, je regarde avec mon appareil, je leur donne des remèdes, là ils ne payent plus les remèdes comme ils les payent à Bipindi, parce que c'est leur enfant même qui a les remèdes. Tout le monde vient toujours me voir, il dit, mon enfant je viendrai là-bas aujourd'hui pour me regarder cet œil. C'est bien ce travail si ma famille serait contente » (Lucille).

« Quand j'étais infirmière j'étais très contente parce que je visitais ma famille et tout le monde qui sont malades. Ceux qui étaient malades je les donnais les remèdes les perfusions de piqûres. Je suis très contente d'être infirmière parce que je pense de moi comme tous les autres qui sont dans mon pays le Cameroun, et que Dieu nous sauve les malades et les pauvres qui sont dans les hôpitaux et qui sont dans la maison » (Geneviève).

« Etre infirmière c'est soigner les gens très graves que les médecins ne peuvent pas soigner. L'infirmière est celui qui commande le dispensaire. Par exemple si un homme est malade que les médecins ne veulent pas soigner, lui-même vient le soigner et si les remèdes finissent il part chercher les autres à Yaoundé. J'ai préféré être infirmière pour aider les autres » (Véronique).

Retombées familiales et prestige social sont au cœur des mobiles invoqués au côté des valeurs patriotiques ou religieuses inculquées à l'école.

La capacité technique est aussi avancée : infirmière substitut du médecin, ou maîtrise des remèdes : « Quand elle a déjà accouché je lui injecte l'antibiotique, même à son bébé aussi » (Marie Claire).

Ainsi, les fonctions idéales évoquées par ses jeunes élèves sont-elles d'abord de redistribution familiale et villageoise avec le prestige conséquent, d'assistance au nom de valeurs morales, d'efficacité enfin. Un tel classement montre à l'évidence que dès l'école, la santé est d'abord une affaire sociale et politique, avant d'être technique comme n'ont cessé de l'affirmer sous diverses formes les personnes précédemment citées.

Les fonctions idéales mises en avant dans une vision d'optimisation planificatrice des agents de santé, celles que révèlent l'occurence d'une épidémie dans le discours des infirmiers et des malades, la vision qu'expriment les jeunes élèves sur les professions de la santé, nous mettent en présence des éléments les plus généraux des représentations de la santé publique qui neutralisent ou occultent largement les dimensions de conflit et de frustration relevées précédemment. C'est pourquoi cette vision positive est qualifiée d'idéale après tous les discours cités.

Aller au-delà de la vision abstraite, c'est prendre en compte les forces qui traversent les discours recueillis et qu'expriment fréquemment des métaphores énergétiques à propos de la maladie vécue comme une lutte. Comme le note Marc Augé, « Le thème de la force perdue hante de nos jours beaucoup de communautés africaines » (3) ; et dans les discours entendus, certains mots reviennent avec une fréquence notable, qui permet d'envisager les forces en présence, traversées de sentiments ou de pulsions, qu'expriment des termes comme menace, confiance, haine, fuite. Une première logique de ces discours git dans l'énonciation répétée de ces mots-clés qui structurent le champ des forces en présence.

Souffrir - supporter

« Nous les femmes, on souffre trop. » Cette expression fréquemment entendue à l'entrée des consultations manifeste tout d'abord le constat de la maladie. Dans une société peu médicalisée, dans le sens où l'inquiétude collective cherche ailleurs que dans le savoir médical son salut, cette constatation manifeste le caractère explicite du symptôme qui amène le malade à fréquenter l'hôpital. La capacité des malades à exposer avec précision leurs douleurs est remarquable, tout comme le fait qu'au terme de cet exposé rien n'a été dit des causes du mal. Ainsi, au-delà d'un énoncé ponctuel (« ça chaufe, ça lance, ça gonfle ») qui exprime que quelque chose se passe dans le corps, et que ce quelque chose est une lutte, rien n'est explicité.

Les publicités médicales utilisent abondamment les métaphores de lutte et l'on peut voir dans cette conception du corps comme un champ de bataille l'une des causes de la vogue des antibiotiques, en particulier sous forme d'injections, dont l'usage parfois immodéré est en rapport, peut-être, avec l'effet brutal et offensif apprécié des patients.

Au-delà d'une douleur localisée et d'un traitement adéquat

(3) M. AUGE : *Génie du Paganisme*. Paris, 1982, 243 p.

ou démesuré, le concept de souffrance exprime une réflexion générale sur la condition sociale et humaine. « Nous les pauvres, on souffre trop » : ces expressions de salle d'attente où le malade demande une aide qui se fait attendre voire désirer, manifestent une infériorité sociale (nous les femmes, nous les pauvres qui sommes réduits à fréquenter un tel hôpital...). Au paroxisme de la douleur, le patient s'indigne qu'il n'y ait « même pas de calmants ». Au sommet de l'humiliation de demandeur insatisfait il accusera les infirmiers. Si la douleur est un état, la souffrance est un statut lié à la pauvreté et à la dépendance. Une fois constatée, il faut la supporter puisque celle est sa condition. Ainsi la souffrance, se présente comme un syndrome global, total et largement social. Plutôt que protester, il faut supporter ce sort, destin propre à « nous les Africains, nous les pauvres, nous les femmes. » Il semble donc qu'à la porte de l'hôpital, le trouble qui est apporté pour examen et traitement n'est que la partie d'un malaise plus général qui renvoie au statut du patient et à sa place dans la société dont il ne cessera de parler tout au long de son séjour à l'hôpital.

L'expression « on souffre » et « on supporte » exprime ce fait qui débouche sur une dialectique entre résignation et protestation. Souffrir, supporter, protester c'est rappeler qu'on vit dans une société humaine.

La menace

La maladie est d'abord une menace. « Le palu me menace », dit-on lors de la montée d'un accès fébrile. Lorsque la nature de la menace est bien identifiée il faut répondre à cette menace par des comprimés ou des injections appropriées. Certains patients bien portants vont même jusqu'à s'injecter des antibiotiques à titre préventif, contre la menace. Le terme est suffisamment peu précis pour couvrir n'importe quelle atteinte et il renvoie à un univers global d'insécurité où virtuellement la menace est permanente et appelle des armes pour la combattre. Barrer et bloquer sont des expressions couramment utilisées par les médecins indigènes lorsqu'ils veulent signifier qu'ils résistent et réagissent à l'agent du mal qui attaque. Ces métaphores d'une lutte, d'un conflit, d'un affrontement de forces, font partie du vocabulaire de la sorcellerie sous tous les cieux. La maladie qui menace, comme la guerre, sont en complète contiguïté avec les logiques des affrontements sorciers et une conception persécutive de la maladie.

Savoir et pouvoir : ça me dépasse

Lorsque ma résistance faiblit et que ma garde baisse « ça me dépasse ». « C'est trop fort pour moi », dit-on pour signifier que l'état s'aggrave et qu'il faut envisager le recours à un tiers. Dans un univers où la chance et la « débrouillardise » sont la meilleure solution pour survivre à la misère et la pauvreté (certains artisans ne se disent-ils pas débrouillards de profession), vient un moment où le destin est « plus fort » et où une aide est nécessaire. La chance de traverser indemme une épidémie existe, *a fortiori* celle « d'échapper » à des maladies plus bénignes. Toutefois, si je sens que « ça me dépasse » alors mon savoir est insuffisant pour pouvoir me guérir et je vais consulter un médecin ou un docteur indigène. Dès cet instant où « la menace me dépasse », la gestion de ma maladie est devenue une affaire collective et je réintègre les logiques sociales qui président à ces affaires ou interviennent aussi l'argent, le statut. Le malade qui se rend au dispensaire pour une consultation sait donc implicitement que sa maladie n'est plus son affaire mais une affaire sociale, quel que soit l'illusoire colloque privé du médecin et du malade qu'on prétend situer au centre du débat dans une partie du corps médical, au demeurant seule partie présente dans ce « dialogue ».

Confiance - défiance

On a vu s'opposer tout au long des discours des patients la figure du bon docteur et celle du mauvais infirmier. « Içi il y a de bons docteurs mais les infirmiers grondent trop » disent les malades. Dans l'univers hospitalier où l'on vient par nécessité affronter sa chance au destin, le docteur est rassurant car lui il sait et « il prescrit de bons remèdes ». « Il est très soulageant », dit une femme dont on ne sait si elle parle de la visite du docteur ou de l'effet de sa prescription. Dans un contexte de tension due à l'affrontement avec la maladie, la présence du docteur calme et diminue l'angoisse, plus encore s'il s'agit d'un « docteur blanc » dont on sait qu'il est moins tributaire des forces multiples qui gravitent autour de « la maladie africaine ». La confiance dans le savoir et l'assistance « des appareils qu'on ne trouve pas ailleurs », se heurte aux conditions désastreuses dans lesquelles exercent les médecins. La confiance dans le docteur qui sait est immédiatement altérée par la faiblesse dérisoire de son pouvoir réel dans cet univers hospitalier où les infirmiers sont plus présents que lui. Savoir c'est bien, mais à quoi bon si ce savoir s'étale, inefficace, sur une ordonnance que personne ne va acheter au malade solitaire qui « se sent mourir », abandonné. Si le « soulagement » ne vient pas rapidement, la défiance s'installe. Le docteur certes reste « gentil », mais il n'a plus la confiance du malade qui se sent progressivement entouré d'infirmiers malveillants qui lui « fauchent » les médicaments, demandent à sa famille de nettoyer le sol et ne se déplacent pas pour changer une perfusion.

Dans ce milieu tout est à l'image de la perfusion ; posée, elle est une chance de continuité, interrompue, la vie s'en va, avec la confiance. Cette demande perpétuelle de réanimation symbolique par perfusions interposées de la part des malades à l'égard des infirmiers n'est que la revendication de la permanence d'un lien social positif. Autour des perfusions se jouent la survie biologique et la participation à la société indissolublement liées.

Traiter - maltraiter

Le terme de soins est rarement employé. On lui préfère le verbe « traiter », plus pertinent dans une vision thérapeutique articulée sur la force et les forces. Le traitement du docteur est bon. Les infirmiers maltraitent les malades. Cette double affirmation est répétée tout au long du discours des malades et elle est érigée en pôles de représentations. Au bon traitement que prescrivent les médecins s'opposent le manque d'égard et la brutalité des infirmiers qui ne s'occupent pas des malades. « Je suis restée deux heures avant d'être traitée », dit une malade. On peut se demander si l'ordonnance fait partie du traitement, avant l'achat des médicaments prescrits. La notion de traitement semble en effet renvoyer à des actions proches de ceux qui « traitent à l'indigène ».

Traiter, c'est faire quelque chose et la consultation, acte médical qui aboutit à la rédaction d'une ordonnance n'est pas en elle-même une action. Tant que l'action thérapeutique n'est pas mise en place par l'achat des médicaments le savoir du médecin ne s'est pas transformé en pouvoir. Comme le relève ce patient, « le plus dur c'est d'aller acheter les médicaments à l'extérieur ». « Quand le docteur donne le papier des médicaments à acheter il faut encore sortir et chercher partout dans la ville. » On constate donc un certain effet de rupture où de disjonction dans la chaîne thérapeutique idéale où diagnostic, traitement et guérison s'enclanchent dans un processus positif. Le prestige de l'écrit très apparent chez les infirmiers n'est qu'un ersatz du manque de médicaments. Sous peine d'avouer publiquement une connaissance sans moyens, la valeur accordée aux documents évite de constater sa propre incapacité à agir, outre qu'elle participe d'un modèle de brimade bureaucratique très répandu dans la société camerounaise, où, comme dans de multiples sociétés qui furent dépendantes, la tracasserie administrative est censée représenter une sophistication culturelle.

Entre ce traitement qui consiste à rédiger une ordonnance après examen et à rester sous « surveillance », et ces mauvais traitements qui consistent à ne pas être traité comme on le souhaiterait, on peut se demander si le « bon traitement » ou le vrai traitement qu'attendent les malades ne serait pas de s'abandonner avec confiance dans une structure où savoir et pouvoir deviendraient enfin réunis dans une chaîne thérapeutique presque magiquement efficace, où la lutte contre la maladie devient une action victorieuse plutôt qu'une attente, toujours en partie frustrée. Une telle attente puise sa source dans des représentations de la maladie que les « médecins indigènes » prennent mieux en compte dans la mesure où seul le critère de la réussite ou de l'échec leur est appliqué dans le traitement qu'ils entreprennent qui « soulage » ou échoue.

La peur - la honte - la haine

« Le gros problème... c'est la confiance car ils ont peur tout à coup », disait le docteur B. Les infirmiers ont « une façon de parler aux malades qui fait honte... » ajoute une malade. « Ici l'attente amène la haine » dit-on au dispensaire. Dans cet univers de sentiments négatifs règnent la frustration et le manque. A l'inverse de cette générosité si rare, que relèvent quelques patients, s'observe un manque chronique de médicaments que les structures de la scène et les représentations qui s'y expriment transforment en frustration radicale, insécurité, angoisse, peur, haine, sans parler de la honte d'en être réduit à fréquenter des lieux d'indignité où l'on s'expose au mépris. Honte de n'être rien du tout dans la société, c'est-à-dire pauvre, peur de mourir abandonné sans « encadrement », c'est-à-dire en rupture de cadres sociaux, haine face à tant d'indifférence, qui vous désocialise et vous refuse toute dignité ; l'hôpital est selon les malades le lieu d'un affrontement qui est un affront radical. Lorsque la confiance nécessaire pour le « traitement » est vaincue par la honte et la peur le malade s'enfuit. Le même phénomène s'observe dans les cliniques de brousse où la confiance diminue avec le temps. « Certains malades sont trop pressés et s'il n'y a pas tout de suite de résultats, ils s'en vont » dit un tradipraticien de Bipindi. Lorsque cette inquiétude tourne à l'angoisse de l'enfermement entretenue par des comportements autoritaires de la part des infirmiers imbus de leur absence de pouvoir, alors il faut s'évader car le salut ne réside plus dans l'ordonnance ou le registre à quoi se réduit souvent la vie hospitalière.

La fuite - l'évasion

En notant tous les matins le nombre « d'évadés » et de morts éventuels dans son registre, l'infirmier de garde à l'hôpital n'a probablement pas conscience d'exercer autre chose qu'une tâche de routine, pas plus qu'il ne se rend compte qu'il est en train de diagnostiquer le cancer de la santé publique. C'est probablement ici qu'il faut se souvenir de ces campagnes de vaccinations organisées par le service de santé des armées où sous la garde des baïonnettes les paysans étaient obligatoirement vaccinés avant d'être envoyés, pour les plus valides, au chantier du chemin de fer.

La lutte contre les grandes endémies, avec ses succès et ses échecs, ne s'est jamais départie jusqu'à ce jour d'un parfum d'ordre social imposé par la puissance publique du moment. Comme le relève E. M'Bokolo : « Ainsi la politique sanitaire des pouvoirs coloniaux, souvent étudiée dans une perspective triomphaliste et hagiographique, semble obéir à la logique d'un système de domination globale, plutôt qu'aux initiatives dispersées et désintéressées de médecins soucieux de promotion humaine » (4). Un relent de contrainte flotte dans l'imagination populaire à propos de la santé publique qui prétend gérer la chance individuelle de « se débrouiller » par des normes collectives. Comment faire une confiance aveugle à des structures dont les insuffisances sont notoires et où, au-delà des mots d'ordre, rien n'est fait pour rassurer le patient sur sa propre dignité sanitaire. Comment croire à des soins efficaces sur une personne largement niée. Dès lors, on comprend, à un certain point, que les notions de discipline collective, d'effort, de sens du devoir, de morale sociale, entraînent une adhésion modérée ou inégale, selon que l'on est plus ou moins bien situé dans la société pour en faire les frais, ou en recueillir les bénéfices. C'est dans un tel contexte que s'installent les stratégies de « sauve qui peut », à commencer par soi-même. La notion de service public provoque des abîmes de perplexité lorsque les malades doivent cotiser pour le nettoyage du sol et passer leur temps dans une odeur permanente de pétrole. Les experts diraient qu'il n'y a pas de participation sans redistribution.

Ainsi, de la souffrance à l'évasion, la force de supporter s'est abîmée en pulsion de fuir. Le rapport social s'est déte-

(4) E. M'Bokolo : art. cit., *op. cit.*, p. 186.

rioré. La menace de la maladie s'est transformée en institution menaçante, qui déclenche la peur et la haine et se termine en évasion. Celle-ci est nécessairement illusoire puisqu'elle amènera le malade à un autre recours où il vivra, ou non, la même expérience, où il obtiendra, ou non, la guérison, car comme le rappellent en substance plusieurs patients : « Peut importe s'il faut payer, ici ou là. Ce que je veux c'est la guérison. »

Dans cette errance des patients parmi des recours multiples et contradictoires se profile, derrière les atteintes corporelles et biologiques, la représentation de l'équilibre fragile du corps social engagé dans un procès en sorcellerie autour de la santé publique.

Accusation - complot - procès

A écouter les acteurs, la santé publique se présente comme une « boîte noire » où entrent des crédits, des personnels ambitieux et compétents, des moyens techniques et des médicaments, des malades, tandis que ressortent une impression globale de manque, des professionnels frustrés et peu opérationnels, des moyens rendus inutiles par la rareté des médicaments, des malades insatisfaits ou franchement indignés. Dans cette boîte opaque se déroule un processus ou procès où les forces et capacités investies sont transformées pour donner finalement lieu à un résultat largement négatif, ou du moins présenté et vécu comme tel. La logique de ce procès qui produit du manque, de la perte, du gaspillage, de l'inutilité, de l'inefficacité, du malheur envisagée à travers les représentations mentionnées est l'autre face du discours positif, volontariste, technocratique, tenu par les instances chargées de gérer et d'animer la santé publique dans tous les pays du monde. Elle est un épisode particulier de la résistance qu'opposent les représentations aux politiques mises en œuvre pour changer les sociétés au nom du développement. L'impression de déperdition généralement ressentie, amène à postuler de l'utilité de mieux connaître et mieux comprendre la logique de ce phénomène d'entropie dont le théâtre est la société.

Les malades et les personnels soignants sont les parties les plus concernées et les principaux témoins dans cette affaire. L'État y est employeur, procureur, pourvoyeur. Les malades sont des témoins à charge et se présentent comme les victimes du système. Leur discours est une accusation répétée qui dénonce un complot perpétré par les infirmiers. Celui-ci serait une conspiration collective doublée de sabotage, qui se cristallise autour de la notion de détournement. Ces imputations puisent leur matérialité dans le manque de médicaments et les infirmiers sont accusés de les détourner à leur profit. « Il y en a, on les vend » affirment les malades. Dans un tel contexte, la rareté érige les médicaments en monnaie étalon, réservoir de valeur symbolique ajoutée, à laquelle tout se mesure. Les effets pervers du manque de médicaments se répandent dans tout le système sanitaire à travers de multiples relais. Seuls les médecins semblent manipuler légitimement les médicaments, ce qui signale leur position d'isolement dans le milieu hospitalier observé. La plupart des médecins s'abstiennent de prendre partie et interviennent peu dans la partie de la chaîne thérapeutique située en aval du diagnostic et du choix de la prescription. Les malades sont donc face à face avec les paramédicaux, victimes de diverses brimades. Ce rapport est un affrontement silencieux ponctué de rares éclats. C'est entre eux que les patients, comme les infirmiers, laissent transparaître la frustration résultant de ce rapport.

Détournement, vente, vol de médicaments, les paramédicaux sont en outre accusés de refus de soins, de mauvaise volonté systématique, de retard et d'absentéisme. Ce relatif refus de service prend figure de provocation dans des lieux où les malades sont dans le besoin.

Détournement de médicaments et mauvaise volonté systématique sont les principaux faits imputés aux infirmiers. Le reproche d'être durs, autoritaires, de « gronder les malades ». semble plus bénin, quoiqu'il signale une absence d'égard et signifie une revendication de dignité de la part des malades. Dans les conditions de ce rapport potentiellement hostile, la dignité des malades n'est pas le premier souci des paramédicaux qui déclarent : « J'ai d'autres chats à fouetter qu'à m'occuper de ces malades » et ajoutent : « Ils ne comprennent rien. »

Les infirmiers se savent accusés de détournement, de vols de médicaments, de brutalités et « le lieu de service » selon l'expression en usage, est pour eux lieu d'infamie. Contrairement aux malades qui s'évadent, les infirmiers ne disposent que du retard répété et des congés de maladie pour éviter les affres de faire office d'agent préposé à la distribution dans une pharmacie presque vide. Comme le notent Cl. Herzlich et J. Pierret, « L'arrêt maladie peut même être utilisé pour signifier un sentiment de maladie au travail et celui-ci devient alors un équivalent symbolique de la maladie » (5). Les critiques du public engendrent le mépris de soi-même et des autres.

Que redistribuer lorsqu'il n'y a rien à distribuer sinon la jouissance frustrée d'une connaissance rendue inutile par l'absence de moyens. Dans une telle situation, la tentation de se retrancher dans la position et le statut est extrêmement forte. Cette attitude se présente comme le seul moyen de récupérer une dignité professionnelle rendue problématique face au public. Les brimades par lesquelles s'exprime cette attitude ne font qu'envenimer le rapport. L'absence de médicaments est à la source des représentations qui alimentent le procès évoqué. Faute de ceux-ci, les malades sont frustrés d'être « mal servis » tandis que les infirmiers perdent une large partie de leur raison sociale, puisqu'ils n'ont pas les moyens de soigner. Largement privés d'efficacité par l'absence de médicaments, les infirmiers se retrouvent dépourvus de dignité professionnelle et sociale par l'incapacité dans laquelle ils sont de faire des dons et de recueillir le prestige social qui en découle. L'écolière citée pense d'abord à la redistribution familiale et au prestige qu'elle en retirera avec sa famille. Paul, au dispensaire, confesse sa honte d'être incapable de distribuer des médicaments à sa famille. Statuts et positions sociales sont au cœur de ces représentations.

Ces notions sont en rapport avec une conception de la

---

(5) Cl. HERZLICH, J. PIERRET : *Malades d'hier, malades d'aujourd'hui*. Paris, 1984, p. 230.

fonction publique particulièrement forte au Cameroun. Face à un État qui affirme avec vigueur son autorité, les citoyens se représentent fréquemment la fonction publique comme une sinécure agrémentée de prestige. Fonctionnaire signifie virtuellement autorité et prestige, comme le rappellent les rituelles brimades aux guichets des gares, des postes et des commissariats, ou comme le signale l'emploi du terme « poste de commandement » pour évoquer un poste de responsabilité. Être fonctionnaire, c'est d'abord jouir d'un certain prestige, variable selon le poste occupé, mais toujours présent face à une clientèle familiale villageoise ou locale.

Face au procès qui leur est fait, les infirmiers de l'État se considèrent comme les plus défavorisés des fonctionnaires. Alors qu'ils sont « rentrés dans la santé » pour en retirer un certain prestige, ils se retrouvent accusés aussi bien par le public que par leurs tutelles, c'est-à-dire l'Etat qui les emploie. Les espérances déçues sont particulièrement explicites dans le discours des infirmiers diplômés ou brevetés qui font office de médecins, mais sont traités comme des infirmiers subalternes. « Nous sommes les mal aimés » dit M. J.M. L'État est pour eux un employeur qui verse des salaires parcimonieux et distribue des moyens de travail insuffisants. Erigés en pôle négatif de la santé publique, la fonction publique n'est pas pour eux gratifiante, c'est un purgatoire quotidien sans rien à distribuer. L'État de providence professionnelle escomptée est devenu providence avortée, État censeur, État procureur.

Les utilisateurs comme les agents du service sont précipités dans un rapport dont tous les rôles sont connus de part et d'autre, sans que les conditions permettent d'innover en aucune façon, sauf circonstances exceptionnelles, telles qu'une épidémie. Enfermés les uns et les autres dans une égale conviction que la faute est en face, que les malades sont trop exigeants et les infirmiers irresponsables, les deux parties sont prisonnières d'un rapport maléfique, littéralement ensorcelées.

L'État est fréquemment un témoin à charge contre ses agents quand il distribue des réprimandes. Lorsque la voix du Ministère de la Santé s'ajoute à celle de l'opinion publique, les infirmiers sont finalement érigés en boucs émissaires dans ce procès entre les malades, les personnels soignants et l'État. Celui-ci, plus que partie, est l'instance fondamentale qui représente la société. A ce titre, c'est l'État qui, comme responsable de la santé publique, est le médiateur principal de cette scène sanitaire en forme de procès. « État inconscient » selon le vocable de R. Lourau, État gestionnaire, employeur, providence, grand manipulateur involontaire dans ce rapport social construit autour de la santé publique.

Ainsi c'est un rapport « maléfique » dans lequel sont enfermés infirmiers et malades. Il permet d'analyser la médiation réelle et symbolique rendue possible et représentée par l'État.

L'ÉTAT SORCIER

Après les parties d'un procès fait d'abord aux infirmiers du secteur public, l'État responsable de la santé de la population et gérant de la santé publique se présente comme le principal médiateur dans cette affaire qui, constatée au niveau de multiples rapports ponctuels et locaux, est désormais « une affaire d'État » à laquelle toute la société est convoquée.

Si l'on veut suivre la logique des discours recueillis il faut remarquer l'importance non négligeable attribuée « aux Blancs », c'est-à-dire aux Européens, dans les représentations de la santé publique De nombreux infirmiers ont fait référence à leur mise « au travail de la santé » par des « Blancs » initiateurs et formateurs. Qu'il s'agisse du dispensaire privé de D.C. où la formation est acquise sur le tas grâce à des expatriés, mais aussi de plusieurs infirmières décisionnaires citées, d'agents d'entretien un moment bénévoles puis recrutés, d'une sage-femme, la formation de tous ces personnels est présentée comme réalisée par l'intermédiaire de « Blancs ». Cette formation est formulée comme « apprendre bien » ou « travailler dur » ou « mis au travail » pour les moins qualifiés, ou comme apprentissage technique chez d'autres. Elle fait figure d'initiation ou d'introduction à la santé publique, confirmant, si cela était nécessaire, que ce concept n'a de sens que s'il est réinséré dans l'histoire coloniale. Il apparaît que la notion d'action sanitaire, de soin, est largement imposée, alors que le concept de « traitement » est fondamentalement endogène. Les « Blancs » de l'époque coloniale constituent une partie importante de l'archéologie de la santé publique dans les pays africains. Ils prennent place dans une continuité où ils font figures d'instances pré-étatiques, réservoir de représentations comme l'illustre Mongi Beti lorsqu'il écrit :

> « Qui remplacera Mademoiselle Delestrane ? Il ne faut pas oublier que tous les toubabs finissent par s'en retourner dans leur pays. Alors qui la remplacera s'il n'en vient pas un autre ?... Cela était venu à l'écolière par l'admiration de Mademoiselle Deslestrane, docteur en Médecine, venue séjourner, sans doute en accomplissement d'un vœu, à la mission que dirigeait son propre frère, le Père Delestrane » (6).

Chez les malades, comme chez les infirmiers, cette époque est présentée comme celle où « il y avait du matériel » et où « il y avait des médicaments ». Ces représentations d'un « âge d'or colonial », dans le domaine sanitaire ont certainement contribué à la mise en place de la figure du « bon docteur blanc », devenu « bon docteur ». Pour pouvoir protester, infirmiers et malades sont obligés de se référer à un « âge d'or » dont on évoque ici les représentations et non les avantages réels moins évidents. Il est clair dès lors que cette protestation s'adresse à l'État héritier chronologique, sinon politique, de l'époque antérieure. Héritière de fait du système sanitaire colonial, devenue progressivement responsable et gérante, l'instance étatique ne peut être introduite qu'à travers la médiation coloniale que confirme l'histoire des structures sanitaires. Infirmiers et malades affirment cette continuité par leurs discours.

L'Etat est présenté par les infirmiers comme un mauvais employeur, qui les présente comme de mauvais employés. Cet État, en l'occurence le Ministère de Santé, est répressif dans le service, procureur au procès évoqué. Maniant à la fois la répression et la pédagogie, le discours officiel à l'égard des

---

(6) Mongo BÉTI : ouv. cité, p. 56 et 93.

infirmiers devient volontiers moralisateur. Les réclamations des infirmiers concernant le matériel et les médicaments sont par là occultées et la responsabilité transférée.

Les malades qui fréquentent les formations publiques se présentent souvent comme des « pauvres » qui n'ont pas le choix, installés dans une position d'assistés virtuels. Deux attitudes se manifestent. Une partie des patients remercie l'État des « offrandes » faites, tout en les considérant comme insuffisantes en qualité et en quantité. Mieux vaut en tirer profit, comme d'un patron étranger qu'on supporte. L'État est ici l'héritier direct de l'époque antérieure.

Pour d'autres patients, dès l'instant où un « bon budget » est attribué à la santé publique, il convient de revendiquer le droit de bénéficier d'une part de ce budget, attitude résolument moderne de citoyens contribuables d'un État qui sera amené à développer la protection sociale.

Partagés entre cette vision caritative ou néo-coloniale et une vision sociale de la santé publique fondée sur une analyse de l'État moderne, de nombreux patients manifestent une commune insatisfaction qu'ils expriment et adressent à l'agent de l'État le plus proche : l'infirmier.

Beaucoup de malades se représentent une santé à deux vitesses. Un secteur privé, coûteux, où l'on est bien reçu, bien « encadré », s'oppose au secteur public présenté comme un rituel d'insultes et d'affronts. L'État distribuerait gratuitement une médecine de pauvre, de médiocre qualité, mise en œuvre par des personnes irresponsables. On se souvient que les seules affirmations positives à l'égard de l'hôpital concernent le « bon docteur » et « les appareils qu'on ne trouve qu'ici ».

Tout se passe comme si chacun pensait que l'État dispose du potentiel requis mais qu'un rapport négatif avec les personnels détruisait ce potentiel. Les notions d'équipements, « d'appareils », semblent se référer à une sorte de « traitement » institutionnel. L'équipement, c'est le pouvoir, et plus précisément le pouvoir de traiter, pour de nombreux malades pour qui la notion de traitement est d'abord instrumentale et active. Si tous ces équipements fonctionnent mal c'est qu'il y a sabotage.

Au cœur de toutes ces accusations, gérant et médiateur du procès, intervient la figure de l'État sorcier dont la présence rend possible et pensable la continuité d'une vision persécutive de la maladie partagée, quoiqu'en termes différents, par les infirmiers et les malades, tous convaincus d'être victimes d'un mauvais sort qui les enferme dans un statut chargé de négativité et d'infamie. Une telle analyse trouve sa justification dans les deux formations envisagées à Douala. *A contrario*, la distance vis-à-vis de l'État et la moindre pression du public semblent avoir pour effet immédiat de dédramatiser le rapport social. Gérés à l'origine par le conseil local, structure décentralisée héritée du système colonial britannique d'administration indirecte, les infirmiers de M. ne vivent pas le dénuement comme un affront et les patients apprécient les services rendus à la hauteur des moyens disponbiles. Dans cette population anglophone, l'État n'est pas une providence défaillante, c'est un demi-absent.

Au centre de santé privé de D.L. animé par un humanisme religieux d'aide et de promotion, servi surtout par cent médicaments toujours disponibles, il n'est pas nécessaire de chercher ailleurs la responsabilité de ses propres insuffisances. L'autonomie financière, en terme de gestion, rêve des responsables des formations publiques, semble ici le meilleur antidote à l'accusation d'irresponsabilité. Bien que de plus en plus précaires financièrement, à D.L. les responsables ne pourront s'en prendre qu'à eux-mêmes, rendant impossible toute accusation en forme de procès.

Le caractère urbain de Douala, les multiples recours thérapeutiques qui s'offrent aux patients, l'étalage parfois insolent du luxe tapageur, qui voisine avec les stigmates de la misère, font de la ville un terrain propice à une vision dramatique de la santé publique.

Se référer à la sorcellerie dans un tel contexte, c'est nécessairement interroger la nature du lien social, sous la forme d'une dernière instance, celle des frères, compatriotes ou voisins. La couverture sociale est peu développée au Cameroun et la chance tient fréquemment lieu de stratégie individuelle. A côté des solidarités ethniques ou villageoises, qui mettent en place des tontines, l'inquiétude, la frustration, la revendication, sont très répandues. La santé publique constitue probablement le meilleur cadre et la mèche la plus efficace pour que ces multiples maladies individuelles amenées dans les formations sanitaires s'allument, sans le savoir, en un grand embrasement en forme de procès et d'exutoire, où le lien à la société, à l'État qui la représente, est au centre d'un débat qui n'a jamais lieu, car il ne peut pas avoir lieu ; sinon dans des réunions politiques organisées à cet effet, dans des messes et kermesses où le rapport social est affirmé comme positif, loin des murs de l'hôpital ou des brimades du dispensaire où, faut-il le préciser, les patients communiquent fort peu entre eux. « Etre en santé », c'est être hors menace, c'est-à-dire jouir de la vie sans inquiétude, ni angoisse, à propos de son voisin, du responsable du parti, ou de l'officier de police d'en face.

L'État sorcier, c'est donc cet État gestionnaire d'une chaîne d'accusations en forme de procès, construite et rendue possible d'abord par le manque de médicaments, qui se présente comme le principal ferment des représentations négatives. C'est à partir de ce manque, où se conjuguent la gratuité héritée de la colonisation et le dysfonctionnement présent, que s'édifie l'image de la santé publique. Les patients se découvrent doublement dépendants : dépendants d'une gratuité toujours infamante, leur dépendance est réaffirmée par l'absence de médicaments qui devient une provocation. Elle déchaîne la violence et démultiplie le malheur, c'est-à-dire amène la sorcellerie.

Le propos n'est pas ici de faire l'apologie du secteur privé ou rural qui a ses limites propres, face aux insuffisances relatives du secteur public urbain pas plus qu'il n'est de formuler une critique sommaire de l'État en général ou de l'État camerounais en particulier, qui aujourd'hui est entré dans une phase de renouveau politique et social. L'examen des quatre formations évoquées et l'analyse de l'ambiguïté étatique nous mettent en présence d'une détérioration spécifique des rapports sociaux dans la santé publique.

Dysfonctionnement, gaspillage, faible efficience, tels seraient les principales caractéristiques des formations évoquées. Cette première lecture, technocratique, se révèle à l'usage inopérante si l'on continue d'ignorer que la santé publique interroge la société dans son tréfond, car elle constitue une interpellation radicale du lien social.

Infirmiers malades de l'État, patients malades des infirmiers, État malade de la gestion sociale du malheur qu'il a en charge, la santé publique amène à remettre en question la société tout entière.

L'hôpital est rêvé par beaucoup de malades comme le lieu d'une trêve sociale imaginaire, alors qu'il se révèle comme un champ d'affrontements où s'exacerbent les inégalités sociales. L'égalité dans la maladie n'existe pas et cette prise de conscience est inacceptable. A quoi bon dès lors vivre en société, protestent les malades impatients.

Suivant une chaîne imaginaire, les différentes logiques des acteurs sont apparues. Ainsi, le manque de médicaments nie et détruit la position sociale des infirmiers qui dès lors refoulent les malades. Ce même manque de médicaments constitue pour les malades le signe de la négation de leur intégration sociale, représentée par la fréquentation d'un hôpital public. Ces deux logiques s'articulent de manière explosive et dégénèrent dans l'État sorcier.

Le concept s'entend évidemment de manière métaphorique car l'État camerounais n'est pas plus « sorcier » que l'État ivoirien ou français. Métaphore sociale, et à ce titre thérapeutique, l'État sorcier est aussi une métaphore politique.

L'anthropologie sociale d'un système de santé n'est pas totalement exclusive de l'anthropologie politique d'un régime. Ainsi, les mutations démocratiques que connaît depuis peu la société camerounaise se manifestent par une décrispation notable des rapports sociaux, comme en témoignent les courriers des lecteurs des journaux où la « modernisation » de la santé apparaît comme un corollaire de la « modernisation » politique engagée.

Désir exacerbé de la prise en charge étatique, haine de l'État avaricieux, c'est ainsi que les frustrations répétées construisent progressivement la figure de l'État persécuteur, puis sorcier, responsable, en dernière instance, du bien comme du mal. Dans un contexte d'unité précaire, d'ethnies multiples, de suspicion permanente lorsque l'État est policier, la conception persécutive de la maladie dégénère en État sorcier.

Les inégalités sociales sont pénibles pour les citoyens. Elles se révèlent intolérables pour les malades. C'est en cela que la démocratie semble dotée d'une certaine capacité thérapeutique et que l'efficacité d'un système de santé n'est pas totalement indépendante des variables politico-sociales habituellement négligées.

Affirmation d'une solidarité collective démentie par les inégalités sociales, la santé publique se présente partout comme une abstraction sociale et idéologique qui occulte des pratiques concrètes qui sont des rapports de pouvoir médiatisés par des choix technologiques, des coûts financiers, des paysages épidémiologiques en forme de photos aériennes à l'usage des planificateurs. Comment décider sans ces éléments, mais comment croire aussi qu'ils parlent aux malades citoyens dont on attend la collaboration.

C'est pourquoi des « facteurs socioculturels » ou « comportementaux » sont souvent évoqués en santé publique pour expliquer l'inadéquation au réel, et l'insuffisante efficience des investissements consentis.

Nous avons pu constater la prolifération des représentations négatives de la santé publique sur un vide institutionnel occupé par les équipements du pouvoir. Au-delà des postulats humanistes d'un lyrisme sanitaire universel, probablement nécessaire (la santé pour tous en l'an 2000), la santé publique se révèle être, à l'analyse, un lieu de pouvoirs équipé de technologies médicales qui ne sont pas neutres et de professionnels dont le statut n'est pas indifférent, sans aller jusqu'à certains médecins cités qui se pensent hors de l'État et de la société où ils exercent.

Le traitement institutionnel de la maladie, par lequel on peut définir globalement la santé publique, révèle de multiples blocages sociaux justiciables d'une thérapie sociale en forme de sorcellerie. L'État apparaît ici comme multiplicateur de la sorcellerie latente dans la société et la méconnaissance qui entoure ce rôle amène, parmi d'autres causes, les investissements à être peu productifs.

C'est pourquoi, au-delà des infirmiers et des malades, les médecins, les épidémiologistes, les planificateurs qui vivent aussi en société ne sauraient échapper à cette condition sans prendre le risque d'être malades ou apprentis sorciers.

POSTFACE

La question que pose l'ouvrage de Bernard Hours, fondamentale, c'est celle du sens – non pas le sens que nous pourrions donner aux comportements des autres mesurés à l'aune de notre efficacité et de notre intelligence des choses, mais le sens dont les autres qui sont pour le sociologue un objet d'occasion – en l'occurrence les soignants et les malades au Cameroun – investissent une pratique qu'ils sont condamnés à maîtriser et à comprendre pour survivre alors même qu'elle ne relève bien évidemment ni de la seule rationalité ni du seul souci de l'efficacité. Il faut faire avec ce que l'on a : et les mots du sociologue, en la matière, risquent d'être aussi faux que sont mensongers les intitulés dont se pare en Afrique, et sans doute ailleurs en plus d'un endroit, l'institution médicale. Rationalité, efficacité, médecine moderne, hôpital, médicament : le leurre des institutions participe du mensonge des mots et, à la limite, personne n'y peut rien, ni les infirmiers, ni les malades, ni l'État qui n'a pas vraiment les moyens de faire de ceux-là ses agents et de ceux-ci ses protégés.

La notion d'itinéraire thérapeutique, dès lors, itinéraire à la fois géographique (d'un guérisseur l'autre) et intellectuel (à la recherche des causes et des moyens d'y remédier) possède une incontestable valeur heuristique, car elle inscrit le désarroi des individus dans le contexte problématique de l'institution ou de l'État, qui sont à la fois pour chacun un objet d'attente et de réflexion – la condition et la limite du pensable.

C'est entre ville et campagne que se joue plus précisément

le drame du sens perdu, du sens à retrouver – entre un univers de cohérences projeté sans doute illusoirement dans le passé et un univers moderne et plus précisément urbain dont les puissants et les puissances posent plus de problèmes qu'ils n'en résolvent, au moins pour le corps malade que la médecine moderne n'est pas assez moderne pour guérir, lorsqu'elle n'a de moderne que le nom, ni la traditionnelle assez traditionnelle pour expliquer, quand la tradition se perd dans la multiplicité des guérisseurs de hasard.

Le rapport au corps, à la santé et à ceux qui prétendent la maintenir ou la restaurer est encore une fois exemplaire : immaîtrisé, inachevé, difficile ou insensé il renvoie à un autre désordre. On ne pense jamais la singularité ou dans la singularité, jamais l'individu sans la société, le quotidien sans l'histoire : la chaîne réelle et imaginaire qui unit les malades aux infirmiers et ceux-ci à l'État nous est ici restituée dans sa pleine complexité ; l'ethnologue, comme les malades qu'il observe, sait que la cause de leur mal n'est pas tout entière en eux.

Marc AUGÉ

TABLE DES MATIÈRES

www.ingramcontent.com/pod-product-compliance
Lightning Source LLC
LaVergne TN
LVHW010943051026
849532LV00003B/1116